Le cordon de lumière

Pour contacter l'auteur

francoise.elliott88@gmail.com

Françoise Elliott

Le cordon de lumière

le *flam*beau

ISBN : 9782322242627

Édition : BoD – Books on Demand,
12/14 rond-point des Champs-Élysées, 75008 Paris.
Impression : BoD - Books on Demand,
Norderstedt, Allemagne

Dépôt légal : septembre 2020

« Vois en ton âme la porte de ton écoute intérieure
qui t'apporte des révélations.
Écoute la voix de ton cœur et de ton âme
et tu retrouveras ton chemin vers ta lumière.
*Va et aime-toi dorénavant ! »**

Melchisédech

*Message canalisé par Carolle Crispo. *(Secrets d'éveil et de bonheur pour s'affranchir de l'ego et de l'illusion* - Ed. Le Dauphin Blanc.)

Introduction

Toute petite fille, j'avais une passion, celle de monter à la cime des arbres. J'aimais me laisser balancer par le vent quel que soit le temps et cela au grand désarroi de mes parents. Chaque jour j'allais faire ma grimpette sans me soucier du danger. Parfois je sautais d'une cime à l'autre comme pour relever un défi. Mes parents, sidérés, me demandèrent un jour pourquoi j'étais attirée par le vide. Je leur répondis que j'aimais parler avec le ciel. Plus je ressentais le mouvement des nuages et plus j'étais heureuse.

Vers l'âge de 14 ans, en me rendant au chevet d'une tendre amie atteinte de mucoviscidose, je prenais l'habitude de me promener au Champ de Mars (parc de la Tour Eiffel de Paris), essayant de comprendre pourquoi son protecteur et ange gardien ne pouvait la sauver. Sarah avait une maturité exceptionnelle pour son jeune âge. C'était toujours elle qui me rassurait lorsque que je la quittais, les larmes aux yeux. Le jour fatidique où je vis un voilage noir aux longs cordages blancs sur la porte d'entrée de son immeuble, arriva.

Bouleversée, je courus vers mon arbre favori de cet immense parc. Il m'apaisait. Tout en priant pour elle, je lui parlais en regardant le ciel. Me concentrant sur les nuages moutonneux et gris reflétant mon chagrin, mon esprit s'envola vers elle. Je reçus mes premiers messages aussi clairement que je peux vous entendre. Je n'attachais que peu d'importance à mes dons de clairaudience et je la retrouvais tous les soirs dans mes prières. Grâce à elle, mes visions intérieures s'amplifièrent. Je pouvais la ressentir et la voir dans son corps de lumière, tellement heureuse, souriante et libérée. Depuis lors, je n'ai jamais remis en question mes visions intérieures.

Le chemin intérieur nous aide à parcourir notre vie et non pas l'inverse. C'est lorsque l'on est aligné sur son vrai chemin de vie que tout prend forme. Mon métier de thérapeute a considérablement aidé à mon éveil intérieur grâce à la place essentielle que je lui ai donné. Ce fil d'or s'est façonné progressivement au fil des années. Je compris alors que les guides attendent le bon moment. Mes champs de connaissances et d'expériences de vie avaient atteint un niveau de pleine maturité et rien n'aurait pu me faire douter des messages reçus, accompagnés de visions créatrices. Voilà le programme que je vous propose dans *Le cordon de lumière*, ouvrage que j'ai commencé il y a quelques années et que les guides m'ont suggéré de reprendre lors du confinement que nous a imposé la pandémie de 2020.

Mon souhait est de vous amener à vous retrouver dans vos dons et vraies valeurs de cœur. Ce qui est propre à votre nature profonde afin que chacun d'entre vous puissiez vivre votre Êtreté dès l'instant où vous savez que vous n'êtes jamais seuls. Cela va demander une ouverture d'esprit, un lâcher-prise total face à vos croyances ou réflexes anciens. L'important est que vous puissiez vous reconnaître dans certaines de ces histoires vécues pour apprendre à être à l'écoute du langage du cœur, de vos intuitions, sans jamais douter.

Aujourd'hui, votre cœur est animé d'une soif de connaissances qu'il ne parvient pas à étancher et est donc ouvert à recevoir des enseignements. C'est pourquoi en fin d'ouvrage je vous propose d'enregistrer les expansions de conscience et à prendre des notes sur chacune d'elles.

Plus vous prendrez ce temps sacré avec vous-même et plus vous serez béni, aimé et votre vie en sera transformée. Chaque être humain a sa propre mission de vie. Il est lui-même le cocréateur de sa vie. Durant les semaines à venir, vous vivrez des changements inespérés émanant de votre propre résonnance à votre source. Vous dégagerez vous-même une onde vibratoire, proche du magnétisme. Certains d'entre vous découvriront leur propre Vérité et le véritable chemin d'accomplissement lumineux. Accueillez-les avec gratitude et allégresse.

Soyez dans la Joie, la Grâce et la Sérénité du lâcher-prise. Vivez dans l'amour créateur à tout instant et vous serez souverain(e) de votre vie. Vous pourrez entrevoir avec émerveillement les pouvoirs de votre Source qui est la pure essence de votre Êtreté divine.

Françoise Elliott

Genève

Mars 2009

Comme je regardai d'un œil inquiet la houle du lac, je pris soudain conscience que je n'avais pas le choix. Je devais prendre une décision rapide. Mon horaire était serré et je ne voulais pas être en retard. Laisser attendre ma clientèle derrière la porte de mon cabinet était impensable. Sur-le-champ, je décidai de prendre mon courage à deux mains et de traverser le pont du Mont-Blanc. J'avançais à petits pas, mes pieds ne m'obéissaient presque plus tant le froid glacial de la bise me paralysait. Je me retrouvai rapidement dans un autre univers, celui des rafales de vent auxquelles succédaient les embruns mousseux des vagues de la houle qui, apparemment, rendaient le pont impraticable aux piétons.

Cependant, j'avais la volonté de prendre ce risque qui me remettait dans la peau d'une incorrigible adolescente. Devant moi, Genève émergeait dans toute sa splendeur. Le vent était comme un monstre pervers. Il s'engouffrait dans mon manteau par vagues successives. Mais je ne voulais plus faire marche arrière. J'avais l'impression d'être figée et de faire du sur place.

Déséquilibrée par la force des rafales, tout en réalisant que je tenais à peine debout, je tentai vainement de me concentrer sur mes pieds.

« Allez, ma fille, pense à ancrer tes pieds au sol ... et d'un ... et de deux... et de trois... oui, tu vas y arriver, m'encourageais-je intérieurement. »

Je continuais à tituber gentiment tout en prenant conscience qu'au fond, j'aimais cette sensation folle et totalement irrationnelle de m'envoler dans les airs.

Les gréements des porte-drapeaux du pont commençaient à s'affoler autour de moi, résonnants de leur bruit métallique, me plongeant dans un univers de sons si aigus qu'ils devenaient presque insoutenables aux oreilles. J'avais du mal à respirer. Ne pouvant plus faire face au vent, je dus tourner la tête du côté de la rade. Les rafales tourbillonnaient de toutes parts de plus en plus violemment. Mon visage était piqué au vif. Nullement inquiète de cette absurde décision, je ressentais même un certain plaisir tandis que je me laissais éblouir par le spectacle qui se déchaînait sous mes yeux. Je n'avais de volonté que pour avancer et éviter de tomber. Le trottoir était copieusement aspergé de trombes d'eau successives que je tentais d'éviter au mieux.

En quelques secondes, je m'étais engouffrée au milieu d'une tempête. La force du vent redoublait ; je pénétrai au cœur de la tourmente, l'esprit ailleurs.

Riant intérieurement, je refusais de prendre conscience de la dangerosité de la situation. Je me disais qu'ils auraient dû fermer l'accès au pont mais les barrières métalliques se seraient-elles aussi envolées ? Cependant, j'étais là, bien présente, courbant l'échine pour lutter contre les projections d'embruns qui jaillissaient de partout. Malgré mes tentatives de protection des bras et des mains, un malin petit crachin finissait par s'infiltrer jusque dans mes sous-vêtements. Je luttais désespérément pour maintenir mon équilibre en prise aux assauts d'insidieuses bourrasques de vent.

Évidemment, j'aurais pu rebrousser chemin. « Qu'est-ce qui t'a pris ma fille ! me grondai-je intérieurement. »

Mes pensées se bousculaient comme pour donner raison à la douce folie qui m'envahissait. Je n'avais d'autre choix que de parler à mon corps. Consciente qu'il se glaçait au fur et à mesure de mon avancée, je n'étais plus en mesure de déterminer si j'avais fait le bon choix ou pas. La seule solution me venant à l'esprit pour ne pas paniquer, était d'ordonner à mon cerveau de me tenir au chaud. Bien sûr, me disais-je intérieurement, tu vas pouvoir y arriver, si seulement tu ne détestais pas autant le froid !

L'espace d'un instant, j'enviais les automobilistes qui circulaient sur le pont à petite vitesse avec la plus grande prudence. Ils devaient vraiment me prendre pour une cinglée. Au moins, eux avaient mis leur chauffage et prenaient tout leur temps pour admirer la tempête en pleine effervescence. Je m'amusai à l'idée qu'ils devaient certainement se poser des questions sur l'énergumène qui traversait le pont à ses risques et périls. Riant de bon cœur, le visage camouflé sous ma capuche violette, mon manteau capeline gonflé par le vent, je m'imaginais un instant tel un oiseau prenant son envol. Je devais avoir l'air d'un hurluberlu sorti tout droit d'un film de Federico Fellini. « Je suis vraiment folle à lier... qu'est-ce qui m'a pris de prendre une telle décision » me répétais-je inlassablement ?

Redressant la tête, je ne pouvais m'empêcher d'admirer l'hallucinant spectacle qui se jouait sous mes yeux. Genève, la toute-puissante, courbait l'échine. Non loin de moi, le jet d'eau se dressait comme un fantôme en pleine danse endiablée, luttant désespérément pour tracer sa longue flèche argentée dans le ciel déjà obscurci par les lourds nuages noirs qui obstruaient l'horizon.

Frappées par la cadence de la houle, les rives semblaient disparaître dans un halo de mousse blanche qui s'acharnait à recouvrir les maigres blocs de rochers bordant les rives, dessinant ici et là, de lugubres squelettes de givre.

En ce jour de printemps, Genève la bourgeoise n'avait rien perdu de sa majestueuse identité. Puissante comme un roc et d'allure hautaine, elle se donnait une fois de plus, malgré son apparente fragilité, l'air d'être inébranlable telle la figure de proue d'un navire fantôme.

Je n'avais d'autre choix que de laisser mon esprit vagabonder dans une rêverie théâtrale tandis que j'avançais péniblement sur ce mythique pont du Mont-Blanc. Je revoyais par beau temps ces ravissants petits bateaux jaunes que l'on appelle « les mouettes », sillonnant la rade pour transporter des touristes émerveillés. Ils font partie du paysage tout comme les cygnes qui savent si bien glisser au fil de l'eau pour réaliser le parfait cliché des cartes postales touristiques.

Pourtant, ce matin, la rade est vide, sans âme qui vive, livrée à elle-même dans sa lutte contre la bise rugissante. L'horizon se teinte d'une profonde couleur noire. Le pire est encore à venir me disais-je tout en faisant bien attention où je posais les pieds. Regardant le jet d'eau, je m'étonnai qu'il soit encore en fonctionnement.

Tout en avançant de plus en plus difficilement, mon esprit se mit à vagabonder. Je réalisai un court instant, qu'enfant, j'adorais le vent. Je restais comme hypnotisée à regarder la mer en folie, gonflée par les vagues qui se déchaînaient sur les rochers de la Côte Sauvage bretonne. Je pouvais regarder ce spectacle des heures entières sans me lasser. Non loin de là, les bateaux avaient pris refuge à l'abri du Port Maria. Amarrés par de solides chaînes, ils se pliaient dangereusement au caprice des vagues déferlantes tels de petites coques bien fragiles face aux éléments de la nature. Les voiliers de plaisance, leurs haubans sous pression, paraissaient lutter contre les assauts des vagues menaçant de lâcher leurs amarres. Ce premier souvenir en appela un autre, tout aussi puissant !

De nous trois, j'étais l'équipière favorite de mon père. Il avait su me communiquer sa passion des régates, sans compter l'exemplaire discipline du marin de haute mer dont j'étais si fière. Barreur de génie, mon père s'expérimentait en ma compagnie à rechercher les limites du bateau qu'il barrait en pleine régate ; ce qui était loin de me déplaire, moi qu'on honorait du titre d'aventurière de la famille. Quelle jouissance de voler sur les crêtes blanches et mousseuses des vagues. J'avais une telle confiance dans sa passion enivrante.

Le goût du risque attisait mon père depuis toujours et j'adorais cette complicité qui nous liait au-delà des mots. J'aimais sentir son regard admiratif lorsque je prenais la décision en quelques secondes de sauter littéralement hors du bateau en position de « trapèze ». Parfois, d'un œil amusé, il s'essayait à tester mon endurance, m'avertissant à la dernière minute des paquets de vagues au risque de me faire passer par-dessus bord. Mes yeux alors remplis d'eau salée, me piquaient au vif, mais qu'importe, c'était l'épreuve à passer pour tout jeune skipper qui avait la prétention d'être endurant et fier de l'être. Apparemment, mon père m'a laissé en héritage son goût de l'aventure qui n'avait de loi que celle des extrêmes.

Mon imagination battait son plein tandis que brusquement je constatai que je n'avais plus froid. Mon cœur s'était réchauffé au contact de ce joyeux souvenir d'enfance qui, non seulement me rajeunissait, mais me remplissait d'une étonnante énergie.

J'étais heureuse de ressentir toutes ces émotions en hommage à mon paternel.

Une pensée complice et pleine de gratitude vibra vers lui. Il nous avait quittés six mois auparavant, en bon capitaine, pour naviguer cette fois-ci sur un océan de paix et de lumière où les régates pouvaient être quotidiennes au gré de ses désirs imaginaires.

Aujourd'hui est un jour unique, différent de celui d'hier. J'ai bien l'intention de le vivre aussi intensément que possible puisqu'il a commencé ainsi, en honorant la mémoire du « capitaine ».

Quelques minutes plus tard, j'atteignais enfin le Jardin anglais de l'autre côté de la rade. Le plus dur était passé. Heureusement, mon lieu de travail n'était qu'à une encablure d'immeuble de là. Tout autour de moi les arbres du parc gémissaient, douloureusement pliés par les tornades de vent qui les tenaillaient violemment de toute part. J'avançai à grands pas vers l'horloge fleurie.

En quittant les assauts menaçants de la bise glacée, je savais qu'une journée bien chargée m'attendait. Comme un signe, elle défilait déjà dans ma tête. Je percevais intuitivement les visages des gens que j'allais accueillir en me remémorant brièvement la nature de leurs attentes. Parfois aussi, la joie qui nous envahissait intimement lorsque nous nous quittions, le sourire aux lèvres et l'esprit apaisé.

Doucement, je reprenais pied avec la réalité de mon quotidien.

* * *

Mon métier de thérapeute a été une vocation tardive. Malgré des études en histoire de l'art, le destin en avait décidé autrement. J'ai résisté de toutes mes forces. Je ne voulais rien savoir du paranormal ou de l'irrationnel. Mais un jour, par hasard, au cours d'un voyage aux Philippines, je rencontrai des êtres exceptionnels ayant de grands pouvoir de guérison. L'heure venait de sonner. Je savais alors que je devais reprendre le flambeau familial. Jamais au grand jamais, je ne me serais attendue à vivre ce long chemin parsemé d'études complexes et d'expériences hors du commun. J'avais, certes, hérité de dons familiaux mais il m'a toujours été difficile d'accepter la différence. Ma vie n'avait pas été de tout repos comme je l'aurais tant désiré. À ce jour, je dois quand même avouer que ces dons ont largement contribué à développer mon amour profond pour l'âme humaine.

Les personnes qui viennent me consulter ont, pour la majorité d'entre elles, un grand besoin de parler et de se sentir comprises dans la traversée de leurs épreuves de vie. Je les accueille les unes après les autres, et la plupart du temps, je ne vois pas passer les journées. Les saisons se succèdent tout aussi rapidement. Si parfois les gens m'annoncent leur départ en vacances, je sais, d'ores et déjà, que je peux envisager les miennes.

Servir et soulager les souffrances d'autrui est un émerveillement de chaque instant. Si seulement tous ceux qui m'ont consultée pouvaient imaginer une seconde qu'en leur offrant mes services de cette façon, ils ont nourri ma force de vie de mille et une faveurs la rendant aussi riche que passionnante !

J'ai toujours eu le sentiment d'être privilégiée face à d'autres modes de vie et par rapport à d'autres professions. D'après un vieux dicton, « plus on donne et plus on reçoit ». C'est vrai, je reçois de multiples façons, tant et tant de belles choses... un immense merci à l'Univers... mon cœur est rempli de gratitude !

Le fait d'y songer me remplit d'un sentiment de plénitude intérieure. Et si c'était cela le vrai bonheur ! Être au service des gens a toujours été mon rêve de petite fille et même si, jeune adulte, j'ai favorisé des études universitaires, mon cœur ne s'est jamais vraiment fermé aux autres, bien au contraire.

Vingt-huit années se sont écoulées depuis l'ouverture de mon cabinet, période toute aussi fructueuse que laborieuse. Mais n'est-ce pas le prix à payer pour vivre une vraie passion ? Passion qui m'anime toujours aussi intensément d'une joie profonde.

Souvent je me dis que pour rien au monde je ne voudrais faire un autre métier. Je bénis chaque jour le ciel et plus encore mes guides, maîtres ascensionnés, anges et archanges, peu importe leur dénomination, c'est leur vibration d'amour inconditionnel qui me donne le signal en m'enveloppant dans une bulle de douceur infinie. L'intelligence de la lumière œuvre dans l'acceptation. Et oui, je réalise l'immense chance qu'ils m'ont offerte d'être consciente de leur généreuse présence. Ne m'ont-ils pas comblée de leurs grâces infinies ?

Moi, plutôt rêveuse et quelque peu sauvageonne, j'étais loin d'être préparée à recevoir cette longue initiation aux traversées douloureuses parfois, du sacro-saint discernement ; Amour et Compassion m'apprivoisant au passage d'une infinie patience et discipline stricte.

Je les remercie du fond du cœur d'avoir su me guider au gré des expériences heureuses et complexes de la vie, m'éclairant inlassablement de leurs conseils tout en m'initiant si patiemment à l'écoute intérieure. Je souhaite à tous les êtres de la terre de vivre quelques bribes de cet enseignement afin de découvrir combien leur propre vie est source d'initiation et d'émerveillement. Les épreuves sont souvent des passages obligés qui nous mettent en face à face avec nous-même. L'égo doit rendre les armes et une fois la traversée réalisée, elles offrent tant de bénédictions. Le chemin de la vie continue sans qu'on y attache trop d'importance.

Parfois, avec un peu de chance et beaucoup d'intentions positives, il nous suffit d'une simple prise de conscience, pour être propulsé(e) vers le meilleur de nous-même. La vie reprend le chemin de sa vraie mission d'âme en toute simplicité.

Découverte du moi sacré

Mars 2009

De la salle de mon cabinet émanent des senteurs douces d'encens mêlées aux huiles essentielles de la veille et pourtant je suis sûre de n'avoir brûlé aucun bâtonnet. Petit endroit privilégié dans ce quartier luxueux de Genève, l'immeuble à l'architecture des années 1920 donne sur une petite cour aux arbres centenaires au centre de laquelle trône une jolie fontaine. Doté de deux grandes pièces spacieuses, j'ai privilégié l'une d'entre elles que j'ai nommée intérieurement mon sanctuaire. Cette pièce donne sur l'extérieur par de hautes fenêtres à l'ancienne. Elle est meublée d'un grand bureau en bois naturel, d'une bibliothèque en verre bourrée de dossiers et livres médicaux divers et non loin de là trône ma table de consultation. Dans les quatre coins de cette large pièce rectangulaire, quelques éclairages indirects et mes deux belles plantes vertes auprès desquelles j'ai installé discrètement les haut-parleurs de l'appareil stéréo.

Les murs sont sobrement décorés de quelques tableaux. J'ai le lointain souvenir de les avoir peints, un été, au Lido de Venise. Ils me tiennent compagnie et font souvent l'objet de commentaires admiratifs. Heureusement que mon nom est à peine lisible.

J'entends la sonnerie de la porte. Il n'y a pas de doute cette personne est en avance, notai-je en regardant ma montre. En l'accueillant chaleureusement, je m'aperçois qu'elle est dans un état de vive inquiétude, les traits de son visage semblent porter le poids de ses pensées. Je la laisse patienter quelques instants pour qu'elle puisse prendre son temps et se détendre dans l'atmosphère calme et sereine de ma petite salle d'attente, le temps d'observer mon rituel quotidien en allumant une petite bougie discrètement à l'abri des regards.

J'observe alors un temps de recentrage proche de la méditation. Accueillir les présences des êtres de lumière s'avère indispensable à la pratique de ma thérapie. Ils n'ont jamais manqué un seul rendez-vous même si parfois j'avais une urgence sans que j'aie la possibilité de les appeler. D'autant plus fidèles, ils ont toujours su m'imprégner de leurs doux effluves lumineux comme le feu vert d'une consultation particulière.

Aujourd'hui encore, ils sont au rendez-vous.

Ce matin, je reçois Amelia pour la première fois. À l'allure jeune et soignée, cette jeune femme arbore un demi-sourire empreint d'une grande tristesse. Tout en l'observant parcourir d'un regard furtif la pièce comme pour se rassurer qu'il n'y a personne d'autre, elle s'assoit et commence enfin à se détendre. Je la scanne intérieurement sur différents plans – cela va généralement très vite – déjà je ressens une profonde détresse intérieure. Au prix d'un grand effort, Amelia se met à déferler un flot de paroles d'une voix nerveuse et presque inaudible :

— Je viens vous voir… vous êtes ma dernière chance car je n'en peux plus.

Je suis terriblement angoissée et j'ai l'impression d'être toujours angoissée… et puis, si vous saviez comme j'en ai marre de faire le yoyo avec des hauts et des bas, constamment stressée et toujours sur le qui-vive. Je sais bien malgré moi que mes enfants en pâtissent !

Grand dieu, me dit-elle éberluée et surprise par son manque de tact, j'y vais fort, je vous jette le paquet en vrac.

Puis progressivement sa voix se déforme… et j'entends celle d'*une petite fille* me demandant d'un air suppliant si je peux l'aider.

Ce changement d'intonation annonce un puissant besoin de communiquer. Je la ressens de plus en plus profondément. Son visage est pâle et ses yeux s'humidifient. Les larmes ne sont pas loin.

— J'ai peur d'avoir une maladie grave, rétorque-t-elle en haussant les sourcils comme pour se convaincre de ce qu'elle exprime. Mais vous savez, j'ai fait toutes sortes d'examens auprès de divers spécialistes et finalement, ils n'ont rien trouvé. Mon médecin généraliste m'a conseillé d'aller voir un psychiatre pour tenter d'analyser mes poussées d'angoisse. Il m'a mise sous anti-dépresseurs pendant quelque temps puis a décidé d'ajouter les anxiolytiques.

Sa voix faiblit comme *une petite fille* en faute.

— C'est toujours comme avant, vous savez, rien n'a vraiment changé. J'ai même l'impression que ça a empiré. J'ai de plus en plus de remontées d'acidité, tous les muscles de mon corps me font mal, ajoute-t-elle le regard toujours aussi désespéré...

Je m'apprête à lui poser quelques questions pour la mettre à l'aise lorsqu'elle éclate en sanglots avant même que je prenne la parole. Elle pleure à chaudes larmes.

Je lui tends délicatement la boîte de mouchoirs cherchant ainsi à la rassurer. Mon attitude se prête à l'ouverture et à l'écoute et je suis consciente de cet instant sacré. Je réfléchis cependant à mes premiers ressentis à son égard. C'est alors que j'entends la voix de mon guide qui, toujours fidèlement à l'affût, n'hésite pas à me prodiguer ses généreux conseils :

« Elle commence à se détendre, c'est bon pour elle, le lâcher-prise est amorcé. Laisse-la se libérer... elle en a besoin... les larmes ont toujours été de bonnes soupapes d'évacuation. Cependant, nous souhaitons que tu lui exprimes clairement que toutes ses pensées négatives sont cocréatrices d'événements. Elles s'incrustent en elle comme un véritable poison et forment un égrégore d'ondes nocives dont elle ne peut se débarrasser présentement. Encourage-la à penser différemment, à désirer monter ses vibrations pour sortir de ce cercle vicieux. Si elle entreprend cette prise de conscience en faisant de nombreux efforts et si elle en a la discipline, nous pourrons l'aider à se libérer. Actuellement, on va s'occuper d'elle et l'envelopper de notre lumière d'Amour... »

De manière inspirée, je prends un ton de voix plus doux comme si je m'adressais à une petite fille qui avait été fragilisée et tétanisée par la peur de mourir avec toutes les conséquences que cela pouvait entraîner sur sa fratrie et ses parents. Je la regarde en souriant avec compassion lorsqu'elle répond à mon sourire.

— Surtout ne vous excusez pas, lui dis-je doucement. Vous savez, je suis habituée à ce que les personnes libèrent ici leurs états émotionnels. C'est un peu comme si cet endroit vous attendait, dirons-nous.

D'emblée, elle saute sur l'occasion pour me poser la question qui devait lui brûler les lèvres depuis son arrivée :

— On m'a dit que vous communiquiez avec des guides... cela me fait un peu peur je vous l'avoue, mais je veux savoir qui ils sont ! me lance-t-elle d'un regard vif, empreint de curiosité.

Comme je l'observe en souriant (je m'attendais évidemment à ce qu'elle me pose la question) je marque un temps de pause.

— C'est une longue histoire qui remonte à mon enfance, répondis-je d'une voix calme et posée. Voyez-vous, cela n'a rien d'exceptionnel car mes ancêtres avaient de nombreux dons *(autre temps de pause)*. Ma mère était médium et a passé sa vie à aider les gens autour d'elle. J'ai aussi un frère qui a hérité de dons de guérison d'un arrière-grand-père... disons que pour moi, c'est normal. J'ai baigné dans cette ambiance dès mon plus jeune âge et je ne me suis jamais posé la question de savoir si c'était ordinaire ou extraordinaire. Je ne fais qu'honorer un héritage généalogique.

— Oui, mais vous, vous entendez des messages… d'où viennent-ils et comment peut-on savoir si ce n'est pas le diable qui vous parle ?

J'éclate de rire en observant son visage apeuré… une vraie comédienne me dis-je intérieurement !

— Au fond, c'est votre mental qui a peur, une des facettes de votre personnage-ego, je lui réponds calmement. Sachez qu'il y a des règles… Par exemple, comment ressentez-vous l'atmosphère de mon cabinet, légère ou lourde… saine ou malsaine ?

Elle me répond instinctivement :

— Saine et légère bien sûr… ça sent aussi très bon. On dirait un parfum d'église !

— Voilà une première étape acquise. Lorsque vous ressentez de bonnes vibrations dans un lieu, accompagnées d'une sensation de légèreté et parfois, comme ici, de senteurs parfumées, ne songez-vous pas que l'endroit puisse être porteur d'énergies positives ? Sachez que le hasard n'existe pas, Amelia, poursuivais-je en la regardant droit dans les yeux… si vous êtes venue me voir aujourd'hui, c'est que nous avons probablement un travail à faire ensemble… j'ignore encore lequel. Vous avez été attirée intuitivement à prendre un rendez-vous et vous êtes contente de venir me voir, n'est-ce pas ?

Elle hoche la tête, acquiesçant un sourire malicieux.

— C'est précisément parce ce que vous avez reçu l'inspiration de votre guide et que vous l'avez écouté. Il vous a guidé intérieurement. C'est à ce moment exact que vous avez palpé votre véritable Moi. C'est lui qui est important car il vous relie à votre pleine souveraineté, au désir profond de sortir de vos états d'âme douloureux. Vous voyez combien tout est beaucoup plus simple qu'on ne l'imagine.

— Alors on est programmé sur tout ce qu'on fait ? rétorque-t-elle spontanément.

— Pas vraiment, lui dis-je en douceur. Votre guide va répondre aux appels de votre cœur dans ce qui est bon, juste et vrai pour vous. Vous avez toujours le choix d'aller de l'avant avec des pensées positives et généreuses pour vous-même ; ces mêmes pensées lumineuses rejailliront sur votre entourage. Dans le cas contraire, votre guide se retirera et ne soutiendra pas une intention néfaste pour vous surtout si vos pensées sont noyées par la négativité qui vous enchaîne à vos peurs. Il tentera avec une infinie patience de vous ramener au point de départ et vous faire revivre une autre expérience jusqu'à ce que vous ayez fait le meilleur choix pour vous.

Puis je continue d'une voix posée, imprégnée d'une grande douceur (*voix qui commence à ne plus m'appartenir*) :

— Son rôle sera aussi de vous apprendre à vous aimer sur tous les plans de votre être. Lui ne juge pas vos actes ; son rôle est de vous éveiller vers le meilleur de vous-même. Il fera tout ce qui est en son pouvoir pour vous protéger et vous libérer des pensées négatives qui empoisonnent votre vie en vous donnant de légères impulsions comme l'intention de penser différemment par exemple. C'est pourquoi, ici dans ce lieu, tout ce que vous me confiez de douloureux et de négatif se libère instantanément. Les guides savent recycler les émotions négatives tout aussi rapidement que vous avez le courage de les exprimer du plus profond de vous-même.

À cet instant même, je pressens de nombreuses questions. Son regard se durcit légèrement et elle reprend aussitôt :

— Mais si c'est le cas, pourquoi ne nous avertissent-ils pas d'un tragique évènement ?

Je sens à quel point la question est cruciale pour elle. En l'exprimant, elle paraît étouffer. Son teint devient livide. Elle vient sans aucun doute de se reconnecter à une grande souffrance émotionnelle liée à son enfance.

— Je peux comprendre votre réaction... mais sachez que tous les êtres humains sont amenés à vivre des épreuves plus ou moins difficiles à différents degrés, bien sûr. Nous ne pouvons les éviter, cela fait partie de notre programme.

À cela, j'ajoute qu'elle ne doit pas s'inquiéter et que son guide sera toujours là pour l'aider à traverser ces périodes d'une manière ou d'une autre. Lui seul a le pouvoir de la consoler. Et en aucune circonstance il ne l'abandonnera dans les moments pénibles, bien au contraire.

Puis j'ajoute avec insistance :

— Avec le temps et beaucoup de volonté d'estime de vous-même – avec l'engagement de votre propre responsabilité – vous pouvez acquérir l'expérience de l'écoute intérieure. Vous l'entendrez aussi bien que moi, d'ici peu (*j'en étais intuitivement convaincue*).

Le timbre de ma voix commence à se transformer alors que je poursuis lentement :

— Chacun a une ouverture d'esprit qui lui est propre. On ne peut rien forcer. Si vous avez la foi, cela sera plus aisé et plus rapide que vous l'imaginez.

Amelia doit ressentir intuitivement que je vais mettre un terme au débat lorsqu'elle reprend la parole impatiemment :

— Encore une dernière question, s'il vous plaît ? Pensez-vous que mon guide ou ange gardien comme vous l'appelez, nous perçoit même si on est au fond du trou, noyé dans un gouffre de pensées négatives ?

Et si mon âme, je veux dire mon cœur, lui, est en appel désespéré de pensées positives, comment peut-il m'aider ?

Nous voici à deux questions en une. Elle est vraiment pleine de malice et un brin espiègle mais je ne veux pas laisser la consultation dériver sur des questions/réponses. Je la regarde en souriant car j'aime ce genre de personne, à la fois vive et spontanée, pleine de ressources. Elle a su préserver son cœur d'enfant. Oui, l'enfant porte en lui dès sa naissance le rayonnement de son cœur de lumière puis, les évènements de la vie lui font oublier sa grandeur et la puissance de son amour. Je suis ravie de sentir qu'on peut reconnecter Amelia à sa grande richesse intérieure.

— Il est évident qu'en période de grandes détresses, votre guide ne vous quitte pas ou n'est jamais éloigné de vous. Mais si votre mental est envahi de pensées contradictoires, votre cerveau va émettre des ondes de brouillage. Il ne pourra plus vous transmettre son enseignement par ce qu'on appelle votre canal intuitif. Alors, ce sera uniquement dans les périodes de sommeil qu'il pourra agir et vous donner des conseils. En toute circonstance, il faudrait apprendre à faire le vide en vous. Comme tout apprentissage l'exige, cela demande de l'expérience et une grande discipline intérieure. Enfin, pour répondre à votre question sur l'âme : pensez-vous une seconde qu'elle puisse se nourrir de déchets polluants ?

À l'heure actuelle, être à l'écoute de son chemin intérieur et connaître chaque étape de sa mission sur terre va vous obliger à vivre des phases de grande purification. Cela peut aussi bien être au travers d'une maladie ou d'un accident qui vous immobilise pendant plusieurs semaines, que la traversée d'une expérience affective où vous serez à même d'entreprendre un vrai bilan sur vous-même et vos actes impulsifs.

Prenons un autre exemple : admettons qu'une personne soit née dans un milieu aisé et vive dans un confort absolu sans connaître le sens de toutes les valeurs matérielles qui l'entourent. Parler de mission de vie à ce genre de personne sera pure illusion. Elle va vous rire au nez et vous traitera de folle. Pour elle, c'est un statut social acquis et pour rien au monde, elle ne voudra le remettre en question.

À l'inverse, pour les êtres qui ont souffert, la trajectoire est plus directe car ils ont dû, consciemment ou inconsciemment, ouvrir leur canal intuitif pour faire face aux épreuves, combattre leur torpeur pour arriver finalement à extirper le meilleur d'eux-mêmes. En résumé, il est important d'avoir une vie saine, de se nourrir d'aliments de qualité, d'écouter des musiques qui vous rendent joyeuses et activent vos centres énergétiques. À cela j'ajouterai un bon zeste de pensées positives. N'oubliez pas, Amelia, qu'il y a en vous une source de rayonnement inné que vos propres enfants ont perçu en venant au monde. Ils se nourrissent de cette vibration pendant tout le temps de leur croissance et j'ose dire tout au long de leur vie.

Je la regarde sourire de bon cœur, de plus en plus en confiance et apparemment satisfaite de ce qu'elle vient d'entendre.

— Oui, insisté-je en répondant à son sourire chaleureux, je pense que tout notre programme de vie est conditionné par notre âme. Elle-même est porteuse de nos dons, de nos valeurs héritées, sans compter de tous nos sentiments émotionnels positifs qui seront, eux aussi, un jour à expérimenter. C'est elle qui recharge nos batteries quand nous sommes las de vivre... c'est elle qui engendre la pulsion créatrice pour réaliser nos rêves, même les plus ambitieux. Tout est question de fréquences. Plus elles sont élevées et plus le pouvoir d'attraction s'applique.

Ressentant son vif intérêt à l'écoute de ce qui lui est transmis, je décide de poursuivre.

— L'âme a besoin qu'on lui donne un pouvoir d'écoute privilégié. Pour ce faire, encore faut-il rester branché à elle comme à un réseau téléphonique. Toutefois, la prudence du discernement sera de mise. L'âme agit au niveau du langage du cœur et non de celui du mental qui, lui, doit être maîtrisé avec discernement.

Amelia semble de plus en plus détendue. Les yeux songeurs, fixés dans ses pensées, je lui demande une dernière fois, tout en captant son regard profond :

— Maintenant, parlez-moi de vous. Par exemple, de votre métier... de votre situation familiale... de votre compagnon de vie, de vos enfants... À propos, je ressens que vous êtes une maman merveilleuse, n'est-ce-pas ?

Interloquée, elle émet un petit rire de satisfaction. Puis elle décide de se décrire sans l'once d'une hésitation.

— J'ai quarante ans déjà... je suis d'origine portugaise, me rétorque-t-elle d'un air pensif.

Sa voix a pris une autre tonalité et j'ai la nette impression qu'elle souhaite se rassurer pour mieux maîtriser la situation.

— Je vis avec un mari merveilleux... je dirais même qu'il est hors du commun... si vous saviez la patience qu'il a avec moi... (*soupir*) mais je le sens malheureux de me voir si mal, ajoute-t-elle avec de légers sanglots dans la voix.

Décidément, excusez-moi, dit-elle, je ne comprends pas pourquoi je pleure autant chez vous...

Puis elle laisse son regard errer quelques secondes dans la pièce tout en se demandant ce qui peut bien se passer autour d'elle.

— Je me sens bien ici... et puis, j'ai l'impression de vous connaître depuis longtemps, lance-t-elle dans un élan de spontanéité.

Confiante, elle reprend son histoire en s'efforçant d'être concentrée.

— J'ai un enfant de maintenant 8 ans... vous savez, ma maternité a été un véritable enfer. Moi qui adorais être enceinte, j'ai accouché dans des conditions qu'on peut qualifier de compliquées. J'étais porteuse d'un streptocoque B et on m'a dit que cela pouvait avoir des conséquences fatales pour le bébé... aussi, m'ont-ils gardé les dernières semaines en observation à la maternité. C'était très dur pour moi d'être séparée de mon mari... pour lui aussi, je pense...

Son regard s'assombrit et ses yeux semblent refléter beaucoup de souffrance.

— Je dois vous avouer que j'ai une peur bleue de la mort, vous savez, j'ai vraiment cru que j'allais y rester et mon bébé aussi, me confie-t-elle d'une voix angoissée.

Dès cet instant, son regard s'égare. Je suis intérieurement le flot de ses pensées. Sans aucun doute celles-ci s'évadent vers un souvenir aussi traumatisant que complexe. Il y a de l'amertume dans sa voix quand elle ajoute :

— Je pense que les médecins sont trop prudents, j'ai été passée au crible... pour mon fils, ils soupçonnaient une infection néonatale et c'était comme une certitude pour eux avant même d'avoir les résultats des analyses. J'étais terrorisée à l'idée de perdre mon bébé dans les semaines à venir.

Vous savez, je suis éducatrice spécialisée dans la petite enfance... les enfants, ça me connaît ! J'ai acquis une longue expérience avec eux, mais dès qu'il s'agit de mon fils, je me sens dépassée par les évènements.

Après qu'elle m'ait relaté diverses anecdotes, je décide de la calmer en l'interrompant en douceur. Je lui demande d'une voix teintée de compassion :

— Amelia, pourriez-vous m'expliquer pourquoi vous avez si peur de la mort ?

Avant même de prendre conscience de ma question, elle éclate en sanglots.

« Tu as touché un point sensible, me dit ma petite voix. »

Tandis que j'écoute intérieurement le poids de ses souffrances, je lui propose – dans l'intention de l'apaiser – de se laisser aller et d'accueillir ses émotions. Pour la rassurer, j'ajoute que cela fait partie intégrante de la thérapie. Je lui rétorque avec une pointe d'humour :

— Comme je vous l'ai déjà exprimé, ici, dans ce lieu, on pleure beaucoup et il n'y a aucun mal à cela. Vous avez le droit de vous libérer émotionnellement et par ailleurs, sachez que cela m'aide à mieux vous comprendre. Vous voyez, on va accueillir ensemble votre souffrance, l'observer, la décortiquer ; vous n'êtes plus seule maintenant. Ensuite vous l'envelopperez dans une bulle de lumière. Ceci est la première étape qui fait partie de votre transformation. La seconde sera de vous pardonner d'avoir autant souffert ; mais nous reviendrons sur ce point ultérieurement.

À l'écoute de mes derniers propos, elle éclate de nouveau en sanglots. Puis après avoir vidé la moitié de la boîte de mouchoirs en papier mise à sa disposition, elle se mouche à grand bruit et commence, me dit-elle, à se sentir mieux.

Amelia paraît rassurée et plus sereine. Elle sait que je peux écouter avec empathie son histoire familiale puisque je compatis à sa souffrance. D'emblée sa voix fait écho à la mienne alors que je lui demande de continuer.

— J'avais juste 18 ans quand j'ai perdu ma maman. Ce fut un véritable calvaire, une des pires choses que j'ai eu à vivre. J'aurais tout donné pour que ce soit moi qui meure à sa place. Elle s'est courageusement battue contre une leucémie foudroyante. Mon jeune frère a tenté de l'aider en se faisant ponctionner la moelle osseuse… en vain. Elle est partie dans de grandes et longues souffrances. C'était au-delà de ce que je pouvais supporter. Ma vie était brisée et nous vivions tous un véritable cauchemar.

J'adorais ma mère, vous savez, dit-elle en me jetant un regard désespéré pour que je puisse l'aider au cas où son cœur lâcherait. Et puis, cela a été le tour de ma tante Margarita, la sœur de maman, peu de temps après. Elle n'a pas survécu à Maman qu'elle adorait plus que toute autre personne. Un cancer tout aussi foudroyant l'emporta en 3 mois… (*Les sanglots reprennent de plus belle.*)

Puis elle ajoute dans un soupir qui en dit long :

— Cette tante représentait tout pour moi et je l'aimais beaucoup. J'ai vécu avec elle une partie de mon enfance lorsque maman a dû partir travailler en Suisse. Elle était comme une deuxième maman… je me souviens lorsque, petite fille, elle me chantait des chansons le soir avant de m'endormir… c'était la seule qui arrivait à me calmer lorsque je pleurais l'absence de mes parents : elle avait le truc pour me rassurer et me tranquilliser. Je peux vous le raconter si vous voulez ? m'interroge-t-elle d'un regard plus intense cette fois-ci.

Comme j'acquiesce d'un hochement de tête, elle poursuit d'une voix enfantine :

— Par exemple, nous imaginions ensemble tout ce que maman pouvait faire dans ce pays lointain où elle était partie travailler… si elle allait au cinéma ou encore si elle se promenait dans les grands magasins… ou peut-être était-elle en train de nous acheter des cadeaux ? Ma tante Margarita aimait nous faire rêver avec des petits riens. Elle était toujours là pour nous faire des bisous et des câlins.

Amelia retrouve une voix presque enjouée. Les traits de son visage se sont considérablement adoucis. Elle vient de rajeunir de 10 ans. Je comprends combien cette période de complicité avec sa tante est importante pour elle, comme si je faisais remonter des souvenirs heureux et précieux. J'insiste volontairement sur cette période pleine de tendresse et d'amour. Ainsi elle a eu la chance d'avoir une personne bienveillante et aimante auprès d'elle durant cette période douloureuse de son enfance.

— Puis, attendez, me fait-elle joyeusement, il y a eu aussi ma grand-mère Rosa. Ah ! … quelle grand-mère ! Elle était si généreuse et si affectueuse avec nous tous. À propos, j'ai une chose importante à vous dire à son sujet : elle avait des dons… tout comme vous, me lance-t-elle. Elle pouvait voir ce qui allait arriver aux gens ; en tout cas le ressentir. Certaines personnes la craignaient mais vous savez, elle s'en moquait ; seule la foi des gens l'intéressait et je peux vous dire que de la foi, elle en avait un paquet !... Disons qu'elle savait comment s'y prendre pour parler avec Dieu !

Pensive, je l'écoute attentivement en prenant des notes ici et là au long de son histoire. Amelia poursuit, de plus en plus enjouée, laissant ces mémorables souvenirs l'envahir.

— Je dois vous raconter quelque chose d'important sur Grand-mère et Dieu. C'était surtout le soir... pour elle, bien sûr, le moment le plus important de la journée. On était tous au courant, mes frères et moi, qu'à une certaine heure... elle allait Lui parler. Un souvenir me revient, dit-elle de manière empressée.

Comme toujours, avant de se retirer dans sa chambre, Grand-mère nous disait bonsoir... Imaginez le tableau, reprend-elle les yeux pétillants, affichant une confiance inébranlable envers sa grand-mère.

Amelia se met alors debout, renouant spontanément avec son enfant intérieur espiègle et plein de joie. Elle commence à me mimer la scène :

— Voilà, imaginez-vous ma grand-mère qui, d'une main, tient précieusement une petite bougie blanche allumée et de l'autre main sa bible toute usée qu'elle finissait par embrasser amoureusement devant nous tous (mimique d'Amelia) avant de se retirer dans sa chambre en nous faisant des tas de courbettes comme une danseuse. On riait tous de bon cœur de la voir si heureuse. On lui demandait tout le temps de dire au Bon Dieu de protéger nos parents, et parfois on se faisait du souci au cas où elle Lui raconterait toutes nos bêtises. Tout le monde l'adorait autant que la craignait.

Devant tant d'enthousiasme, je tente de lui demander pourquoi ils vivaient tous ensemble chez cette grand-mère.

Elle me répond d'un ton résigné :

— Pas vraiment, c'est compliqué vous savez. Mon frère Fernando, le cadet de nous trois, était fragilisé par des crises d'asthme aiguës et vivait auprès d'une autre sœur de ma mère qui, elle, ne travaillait pas ; cela lui permettait de s'occuper de lui discrètement au cas où les crises le prenaient de court. Quant à mon autre frère, Luis, le plus petit, il vivait chez mon autre grand-mère Rita. À vrai dire, nous vivions tous séparés les uns des autres. Cependant, chaque samedi et dimanche, nous étions tous réunis chez notre grand-mère favorite… vous savez, celle qui parle au bon Dieu.

— Et votre père, lui demandé-je, où se trouvait-il à cette époque ?

— Mon père, oui bien sûr… dit-elle d'un ton résigné. C'est une longue histoire, vous savez.

Amelia marque une pause avant de poursuivre d'un air contrit :

— Il est parti travailler en Suisse alors que j'étais bébé. J'ai appris que ma mère l'avait rejoint peu de temps après. Je devais avoir 2 ans ou peut-être moins, conclut-elle d'un air renfrogné.

Son regard s'assombrit de plus en plus lorsqu'elle ajoute, les larmes aux yeux :

— Mes parents venaient chaque été pendant les vacances... parfois aussi à Noël, seulement s'ils le pouvaient... je ne me souviens plus très bien ! Pourquoi me posez-vous toutes ces questions ? me demande-t-elle en clignotant nerveusement les yeux.

Observant sa réaction pleine d'inquiétude, je patiente volontairement avant de lui répondre. Bien sûr, je peux lui parler de mes séminaires sur l'enfance ou ceux sur le couple parental mais je ne me sens pas le droit de lui donner de faux espoir. Comme je ressens que mon guide m'inspire, je lui exprime que la guérison de ces états d'anxiété liés à de multiples conflits d'abandon et d'insécurité de son enfant intérieur, a de multiples ramifications et que cela prend du temps et aussi de la patience ; que bientôt, dans un avenir prochain, son esprit deviendra plus clair et ses angoisses s'estomperont naturellement. Puis, je poursuis en lui expliquant que très souvent les angoisses ont pour origine des peurs inconnues, la plupart du temps créées par l'imaginaire de l'enfant contrairement aux vraies peurs/ traumatismes qui, eux, ont été vécus. Notre travail sera alors de les identifier, puis de les libérer avec beaucoup d'amour pour cette petite fille et cette jeune fille qui est en elle.

— Souhaiteriez-vous apprendre à accueillir d'autres souvenirs lors de notre prochaine entrevue ?

Elle acquiesce du regard et regarde l'heure. Une heure trois quarts s'est écoulée.

— Mon Dieu, dit-elle, je dois aller chercher mon fils à l'école, je n'ai pas vu le temps passer. Pardonnez-moi de vous ennuyer avec toutes mes histoires.

Elle reprend le rôle d'une mère attentionnée et stressée qu'elle cultive avec brio. Comme elle s'affaire à rassembler ses affaires, je lui propose de réunir quelques photos ou objets de son enfance pour la prochaine séance.

— Vous savez dit-elle, en empoignant son manteau, il y a quelque chose de magique chez vous. Je ne pourrais pas l'expliquer, mais je me sens nettement plus légère et je n'ai plus cette boule à la gorge qui me gênait, comme si vous m'aviez libérée d'un poids.

Elle referme la porte en souriant et en me remerciant plusieurs fois avec des courbettes qui me font penser à sa grand-mère.

Comme je reste médusée à l'idée de sa transformation je souhaite me concentrer en silence pour repenser à cet entretien sachant que la voix de mon guide va s'exprimer, sous peu :

« Lorsqu'un enfant a été abandonné affectivement et physiquement par ses parents, il perdra pied et manquera de confiance en lui. Il se sentira responsable de cet abandon et une immense culpabilité jaillira comme une source de mal-être tout au long de sa vie. Pour lui, aimer sera comme une montagne à traverser car l'amour est relié à une grande souffrance, celle d'avoir été rejeté, de ne pas avoir eu le droit d'exister à leurs yeux… ni d'être soutenu dans ses vrais besoins, ni reconnu dans ses valeurs.

Le grand défi sera donc de lui recréer un territoire affectif afin qu'elle puisse donner un sens à sa vie. N'est-elle pas éducatrice spécialisée pour la petite enfance ? Ce don d'elle-même l'aide à se reconstruire petit à petit. Grâce aux enfants, elle parviendra à transmuter ses souffrances avec le temps. En prenant soin d'eux, en leur offrant son affection, celle qu'elle n'a pas reçue de ses parents biologiques, en les câlinant comme elle aurait tant voulu l'être bébé, et en leur chantant des chansons, elle soigne inconsciemment son enfant intérieur. Sa vie professionnelle est une grâce divine, un vrai baume de l'âme.

Nous l'avons bénie ! »

Rencontre tant attendue

Avril 2009

Amelia arrive en avance à son rendez-vous, arborant un visage épanoui et souriant. Quelques instants plus tard, elle entre dans mon bureau et sort rapidement de son sac un bout de papier entièrement crayonné. Probablement des questions, me dis-je en la regardant s'installer confortablement, un petit carnet et un stylo à la main.

— J'ai bien l'intention de noter tout ce que vous me dites maintenant, avoue-t-elle d'une petite voix qui en dit long. J'étais frustrée la dernière fois. J'aurais tant aimé le faire mais je n'ai pas osé, on se connaissait à peine. Vous allez bien ?

Déjà, le ton de la séance est donné. Amelia a besoin de faire sa place et de tout contrôler.

Je suis quelque peu abasourdie de cette entrée théâtrale mais connaissant le dossier, je comprends vite son besoin de copinage comme une forme de protection.

Puis d'un ton sérieux, elle prend son papier et demande si elle peut me poser des questions avant de commencer la séance.

La dernière fois, j'ai bien compris l'histoire des guides, me dit-elle, mais j'aimerais en savoir plus. Au fond, en quoi vous aident-ils vraiment dans votre thérapie ?

Je la regarde en souriant :

— Ce n'est pas aussi simple que vous l'imaginez, lui dis-je. Cela demande beaucoup de sacrifices personnels. Ma vie n'est pas celle d'une bonne sœur certes, mais je dois observer une grande discipline. Je ne peux aller dans des lieux trop lourds en basses fréquences comme les bars ou les boîtes de nuit. Je suis sensible aux basses fréquences et j'ai appris à m'en protéger sinon je serais toujours épuisée. Je m'entoure de gens solides et optimistes et, dans le cas contraire, je reste sur mes gardes et observe une certaine prudence.

Mais, pour répondre directement à votre question, ce sont les guides de lumière qui décident ou non de vous aider. Je ne suis qu'un simple canal et je me laisse porter. Ce sont eux qui font le travail. Si mes pensées sont contrariées pour une raison quelconque, ils ne peuvent être présents. Alors je prépare toujours mes séances par une prière de recueillement. Si, par exemple, une personne a laissé son paquet de chagrin dans cette pièce et que vous arrivez derrière elle pour votre consultation, je fais appel à une horde de petits anges nettoyeurs et croyez-moi, ils sont très actifs. J'ai la responsabilité de réharmoniser la salle par respect pour vous comme pour moi d'ailleurs.

Anticipant la question qui devait lui brûler les lèvres, j'ajoute en douceur :

— Il m'arrive parfois de ne pas les ressentir du tout. J'accepte avec humilité bien sûr, mais vous pouvez être sûre que la personne en question qui venait me voir faisait plus du tourisme médical qu'autre chose. Elle devait parcourir les thérapeutes par curiosité ou par ennui plus que par intention personnelle de traitement. J'ai parfois l'impression que ces personnes m'aident aussi à grandir moi-même. L'acceptation est la clé de la paix intérieure. Cela fait partie du chemin de chacun, n'est-ce pas, Amelia ?

Elle me regarde, perplexe. Après m'avoir entretenue des sujets familiaux qui la préoccupaient, maintenant qu'elle se sent connectée à son passé et à l'amour qu'elle porte à son enfant intérieur, elle s'empresse de me demander si elle peut avoir un contact avec sa mère.

J'hésite un court instant à lui répondre quand la réponse vient intérieurement :

« Amelia a une grande sensibilité héritée de sa mère. Si elle éprouve le désir de rentrer en relation, sache que son cœur est prêt. Nous serons présents pour l'aider. »

Je n'en reviens pas. Jamais auparavant, je n'ai eu ce genre d'autorisation sans avoir ressenti la présence de l'être désincarné auparavant. J'avance donc vers une nouvelle expérience ce qui, au fond de moi, me séduit vraiment. Je ressens qu'Amelia est une personne authentique et profonde mais je pensais qu'il m'aurait fallu plus de temps pour la diriger vers les plans supérieurs étant donné le nombre d'interrogations qu'elle a à mon égard.

Sans attendre ma réponse, Amelia s'allonge sur la natte de relaxation et commence à fermer les yeux, affichant un sourire radieux.

Comme elle se relaxe au son de ma voix et de la musique, je prends conscience, les yeux fermés, du rayonnement qui émane de son cœur. Je comprends alors la décision de mes guides à son égard. J'allonge volontairement le parcours de relaxation, m'assurant de toutes les protections autour d'elle. Puis son guide la prend par la main et ils s'envolent dans un lieu magique d'où émerge un magnifique escalier de cristal. Sans prendre de temps de pause, je les vois monter avec légèreté les marches – son guide lui donnant d'amples explications sur les vibrations qui la traversent de toute part. Amelia sautille de joie comme une enfant et son guide semble la rassurer en lui exprimant que rien ne sépare les êtres décédés des vivants. Que tout est une question d'ouverture de cœur et d'élévation vibratoire.

Ils atteignent un autre plan encore plus lumineux que le précédent comme si le regard intérieur devait s'adapter à tous ces changements de fré-quences. Une vaste étendue s'offre devant eux, semblable à une resplendissante clairière. Les bas-côtés sont à peine visibles car noyés dans une légère brume blanchâtre et, là-bas, au loin, scintille un lac argenté d'une grande beauté. Des projections de lumière arrivent de part et d'autre me laissant entrevoir des présences angéliques apparemment en pleine activité. Un petit sentier apparaît éclairé d'une lumière plus intense vers laquelle elle se dirige sans la moindre hésitation.

Ce sentier mène à une splendide chapelle de cristal, brillante de mille feux !

Je laisse Amelia s'imprégner du lieu tout en devinant que les êtres angéliques vont prendre le relais. Mon travail s'arrête là bien qu'en de telles circonstances, il me soit autorisé de visualiser la scène.

Amelia est vêtue d'une tunique légère de couleur blanche semblable à du satin de soie, elle porte sur la tête une couronne de fleurs et avance d'un pas léger vers le porche central de la petite chapelle. Son guide la précède. Je comprends fort bien pourquoi les guides protègent l'intimité d'une première rencontre entre une maman céleste et sa fille terrestre.

Ce qui suit m'a été transmis par elle puisque ma vision a été occultée pour préserver son intimité.

De retour de ce merveilleux moment de contact entre une mère et sa fille, elle m'avoue d'une voix remplie d'excitation joyeuse :

— Mon Dieu, comme elle était belle... et si joyeuse de me voir. Je me souviens de cet instant où elle me prit dans ses bras de lumière, m'enveloppant de tout son amour. Je pouvais tout ressentir, sa douceur, l'exceptionnelle lumière qui nous baignait et surtout, Françoise, elle m'a parlé... elle m'a dit combien elle était heureuse de me voir enfin et qu'elle me protégeait beaucoup ainsi que ma famille. Elle venait souvent voir ses petits-enfants le soir dans leur sommeil et jouait avec eux comme si elle les connaissait depuis toujours. Elle m'a même laissé entendre que ma fille était douée pour la musique classique... pour mon fils, elle semblait m'informer qu'il avait besoin de plus d'encadrement où il apprendrait à se débrouiller tout seul comme un grand.

Ah ! Quel bonheur… oui… c'est super comme idée, ajouta-t-elle en souriant, les yeux baignés de larmes de joie : Maman m'a dit que j'étais trop mère poule et qu'il fallait que je leur laisse faire leurs propres expériences. Je vous assure que c'était aussi clair que je vous parle maintenant. J'ai aussi l'impression que cela a duré très longtemps. Si vous saviez combien je suis heureuse de l'avoir vue comme je vous vois ! J'étais submergée de questions-réponses alors que tout était si simple… j'étais remplie de tant d'amour que cela me suffisait. Avant de partir, même si j'avais le sentiment que ce n'était pas un vrai départ, maman m'a dit qu'elle m'aimait profondément et qu'elle était fière de moi… puis j'ai entendu le message suivant « continuons »… puis, j'ai perdu le contact jusqu'à ce que vous me rameniez ici.

Elle laisse son regard encore tout ensoleillé plongé dans le mien, n'osant croire à ce qu'elle vient de vivre. Et pourtant j'ai été témoin en grande partie de cette belle rencontre. Je reste là souriante et complice devant tant de grâces vécues. Les guides avaient déjà tout préparé.

J'en ai l'intime conviction.

Alors que j'allai proposer à Amelia d'aller faire une petite promenade au Jardin anglais avant de reprendre sa voiture, au même instant elle m'en fait la remarque et nous éclatons gaiement de rire.

De retour à la maison, je remercie les guides d'avoir la chance de vivre ces moments sacrés. Vivant en pleine nature, je me laisse inspirer par le silence de la nuit avant de m'endormir pour tenter de revivre l'intensité de la séance avec Amelia.

Comme je les remercie chaleureusement, ils me laissent entendre que parce qu'elle a beaucoup prié pour sa mère toutes ces années, le contact a pu être établi sans aucune difficulté. Le sommeil m'enveloppa. Je savais qu'ils allaient m'accueillir près d'eux, cette nuit-là...

Message des roses

Avril 2009

Ma journée de consultations se déroule en douceur. Encore toute imprégnée de l'énergie positive qui avait baigné mon cabinet dans la matinée, je reçus dans la journée un bouquet de roses. Les roses sont devenues de belles messagères du plan divin qui, au fil des années, ont été des marques de bénédictions affirmant la gratitude et la complicité des guides à mon égard.

« Tu es dans le juste, Françoise... alors avance sans te poser trop de questions ! »

En cette veille de week-end, j'emporte mes roses avec précaution sachant qu'elles auront une place privilégiée à la maison.

Ce dimanche matin, je décide de me lever aux aurores. C'est toujours le moment le plus serein et le plus calme de la journée. Sous mes yeux, la vue est grandiose. Je me délecte un instant. Comme par magie, j'ai l'impression d'être transportée dans un tableau impressionniste. Au loin, les longues crêtes enneigées du massif du Jura dessinent majestueusement l'horizon prêt à s'empourprer timidement d'une lumière douce inondant tout le paysage de grands rayons marbrés jaunes et roses. Dans mon champ de vision, le lac Léman s'étire paresseusement de toute la splendeur de son long ruban bleuté. Aujourd'hui, la bise semble s'être calmée. Le ciel s'anime de teintes pastel dévoilant ici et là les arbres encore embués de sommeil. Comme dans une toile magique, il semble s'alléger dans cette douce brume matinale. Selon un expression bien bretonne, le temps va peut-être « virer au beau ».

Je vais inspecter le jardin après la tempête. Mes petites chiennes sont ravies de respirer le grand air et en profitent pour gambader allègrement sur les hauteurs du terrain.

La pelouse est détrempée mais mes arbres ont fort heureusement résisté aux assauts de la tempête. Si le temps est beau, je vais en profiter pour tailler les rosiers. Ils sont plutôt en piteux état.

J'aime ce jardin aux senteurs de lavande, de romarin et de rose surtout après la rosée du matin. Prendre soin de ma roseraie est pour moi un vrai rituel, comparable à une méditation. Les roses savent me le rendre car elles me renvoient à l'humilité et à la patience. Chaque année, à la lune d'octobre ou de novembre, je les taille et les retaille en leur parlant. Il m'est arrivé d'écouter mon intuition et de repiquer une tige au niveau des nœuds par-ci et par-là. Au printemps suivant, j'ai la joie de constater que ces tiges ont donné de nouvelles petites pousses et deviennent bientôt de nouveaux rosiers. Je reste convaincue qu'elles ont un langage qui leur est propre.

Les roses sont de vrais miracles de la nature. C'est un enchantement que de vivre en leur compagnie. Cet endroit sauvage qui m'environne est un véritable cadeau de la nature.

Demain, une nouvelle semaine commence, et j'ai pu faire le plein d'énergie.

Révélations

Mai 2009

Gioia est une jeune femme moderne et branchée que j'ai rencontrée à l'aéroport de Prague. Nous avons eu l'occasion de faire amplement connaissance tandis que nous attendions notre vol pour Genève. D'un caractère plutôt extraverti et dotée d'un pouvoir de séduction inné, Gioia me confie qu'elle souffre d'un manque de confiance en elle qui la déroute et dans lequel elle s'enferme depuis des années. Elle demande mon aide et je lui fixe un rendez-vous dans les semaines à venir.

À travers ses expériences passées, Gioia a appris à vivre tant bien que mal avec ce sentiment d'échec qui lui colle à la peau, aussi douloureux cela soit-il pour une jeune et brillante personne. Elle fait une fixation sur l'idée de vivre cette dualité permanente qui lui est apparemment devenue insupportable. Partagée entre le manque de confiance et la peur de l'échec, elle s'est fragilisée. Elle a éveillé une sous-personnalité. Elle s'est alors réfugiée dans l'apparence qu'elle chérit tout particulièrement et dont elle semble très fière. Sa hiérarchie professionnelle est toujours très reconnaissante de ses qualités mais Gioia ne paraît pas les avoir intégrées.

— Tout ça c'est du théâtre et puis tout est une question de diplômes, me confie-t-elle d'une voix agacée. Je suis souvent fatiguée. Parfois je suis si lasse que j'en ai des haut-le-cœur, ce qui m'empêche de vivre, vous pouvez bien l'imaginer !

Grâce aux entretiens et aux séances de relaxation, Gioia commence enfin à entrevoir le bout du tunnel. Elle se libère en douceur du poids de ses croyances ancestrales qu'elle a, malgré tout, du mal à identifier.

Aujourd'hui elle vient à son quatrième rendez-vous, fidèle à elle-même et totalement consacré à son histoire familiale.

— Bonjour Françoise, me dit-elle en souriant gracieusement. Cela me fait tellement plaisir de venir vous voir. Aujourd'hui, je vais bien… mais hier, c'était l'horreur ! Décidément, je ne sais plus comment contrôler mes hauts et mes bas, j'ai même l'impression qu'ils empirent.

Je lui demande alors à quelle période du cycle menstruel, elle se trouve.

— Pourquoi, me répond-elle en me jetant un regard empreint de curiosité. Cela a-t-il vraiment de l'importance ?

Tout en réfléchissant un instant, elle me confie, qu'en effet, elle attend ses règles.

— Alors la clé est en vous, chère Gioia. Vous savez bien qu'avant votre cycle, il y a une période transitoire de deux à trois jours où toutes sortes de tribulations mentales peuvent remonter à la surface. Être une femme est un immense privilège car nous avons un cycle qui nous purifie, contrairement au sexe masculin qui n'a pas la chance de pouvoir évacuer sa charge émotionnelle.

— Ah bon ! m'interrompt-elle promptement. Je comprends maintenant pourquoi ils s'engagent à tout vent dans la sexualité. C'est probablement une autre façon de libérer leurs tensions, n'est-ce pas ?

— Prenons l'exemple d'un volcan, poursuis-je calmement en éclipsant sa question. Lorsque le magma en feu est sous pression, il doit sortir d'une manière ou d'une autre et de nombreuses petites implosions sont nécessaires, n'est-ce pas ?

N'apparaissant pas convaincue par cette métaphore j'opte pour une option plus féministe.

— Nous, les femmes, sommes amenées à vivre des cycles de transformation jusqu'à une certaine période de notre vie. Nous sommes la plupart du temps cataloguées d'hystériques, parfois au premier degré sinon au deuxième – c'est le cas de la majorité des femmes – et enfin pour certaines au troisième stade, proches de l'état névrotique. Dans quelle catégorie vous situez-vous, à votre avis ?

Le visage de Gioia change de couleur. En l'espace d'une seconde, elle replonge dans son conflit d'identité et d'insécurité, étant persuadée que je la positionne au troisième niveau. La réaction ne se fait pas attendre.

— Vous pensez vraiment que je suis névrosée ? me dit-elle dans un immense soupir de résignation qui en disait long.

— Je n'ai pas dit cela, Gioia, dis-je doucement. La névrose est une pathologie psychique qui est liée la plupart du temps à des états obsessionnels ou phobies, si vous voulez, qu'il est très difficile de soigner sans une médication appropriée. Pourquoi vous jugez-vous d'emblée au stade trois de l'échelle, doutez-vous à ce point de vous-même ?

Incapable de me répondre, elle vient de flancher, de baisser les armes et de se mettre à pleurer en prenant mille et une précautions pour éviter de faire couler son rimmel soigneusement appliqué.

Tandis qu'elle se remet de ses émotions de se sentir névrosée ou pas… elle reprend immanquablement l'image de marque du personnage-ego comme refuge révélateur. Je décide de garder le silence et d'un acquiescement de tête, elle comprend que je lui propose une séance de relaxation. Alors qu'elle commence à détendre son corps, je la sens libérer doucement ses tensions et son mental se met peu à peu à lâcher prise. Je me concentre alors pour qu'elle puisse visualiser le scénario qui se présente à moi.

L'observant attentivement, une pensée me frappe : comment cette belle jeune femme de 34 ans, sous-directrice de département d'une célèbre institution bancaire privée genevoise, est-elle devenue l'espace d'un court instant, une petite fille perdue et désespérée ?

Certes, Gioia a peur de ne pas être à la hauteur. Obéit-elle inconsciemment à l'idéal de la petite fille modèle qui devait à tout prix plaire à ses parents ? Visiblement, Gioia ne s'autorise pas à lâcher un puissant interdit. Lequel ?

Je l'ignore encore.

Je reste songeuse tandis que je l'enveloppe du regard. Gioia est dotée d'une intelligente fine et d'un caractère dynamique. Indéniablement, elle utilise son charme et sa forte personnalité pour convaincre les autres. Travailleuse acharnée, armée d'une grande conscience professionnelle, elle fait carrière et tout semble lui réussir, ce qui lui confère une certaine notoriété. La gente masculine aisée ne jure que par elle. N'excelle-t-elle pas dans les placements judicieux de leurs comptes bancaires ?

Par ailleurs, elle vient d'obtenir une promotion l'honorant au niveau de la sous-direction d'un département spécialisé.

De toute évidence, sa vie professionnelle est un refuge, une gloire passagère certes, mais, inéluctablement, il apparaît qu'elle joue un scénario d'un autre genre ne sachant pas qu'à force de libérer ses atouts du « paraître », un autre piège se referme sur elle.

J'ai du mal à la cerner. Peut-être est-ce un passage obligé, me dis-je intérieurement. Pour elle, exister à travers l'image d'être irréprochable passe avant toute chose. Elle est d'une grande beauté et bien emprisonnée dans son personnage-ego au service de la représentativité. Songeuse, je la laisse vivre sa détente salvatrice. Je sens qu'il faut éviter de rentrer dans le scénario qu'elle va me présenter à son réveil.

Quand la voix de mon guide intervient dans mes pensées qui gambergent avec vivacité, il me fait comprendre en trois mots qu'il s'agit bien de Gioia : patience, discipline et persévérance.

« Vois-tu, Gioia a reçu un don de la nature. Son corps est harmonieux. Elle est la représentation d'un idéal de beauté pour bien des jeunes femmes de son âge. Mais cela n'a fait que renforcer son ego et sa véritable identité lui échappe. Elle va vers une libération lente mais certaine si tu travailles sur la compréhension de ses schémas mentaux, reliés à sa toute jeune enfance, dont elle n'a pas conscience pour le moment. Elle a reçu de nombreux formatages du monde extérieur. Comme tu le constates, elle est dans le désir viscéral de séduire pour nourrir en permanence le modèle de perfection qu'elle s'est créé pour palier à sa véritable nature. Elle n'est, semble-t-il, jamais rassasiée. En adulant ce personnage d'elle-même si éphémère qu'il soit, elle va prendre de nombreux risques. N'oublie pas que ce personnage-ego saura la convaincre que c'est la bonne voie jusqu'au stade où elle se perdra dans le narcissisme (amour de son image). Toute forme de dualité s'acharne à épuiser l'énergie vitale si précieuse en chacun de vous. Tout s'arrête quand il n'y a plus de désir. Gioia est entrée dans un processus de manipulation d'elle-même envers elle-même. Bientôt un nouveau chemin s'offrira à elle. »

J'écris toutes ces étapes hâtivement afin de ne pas les oublier. Puis, je mets de l'ordre dans mes idées pour envisager les possibles scénarios de déprogrammation qui me viennent à l'esprit de manière inspirée. Je m'adresse alors au « contrôleur », ce personnage-ego. Celui-là même qui désire tout maîtriser sans perdre une miette de son territoire devenu si vaste sur Gioia.

Je me demande quelle peut être la source de cette intensité émotionnelle. N'est-ce pas dû à un profond sentiment d'insécurité, de rejet peut-être, lié au territoire affectif de son passé ? Dans un certain sens, c'est probable. Toutefois je pressens d'autres alternatives liées à une accumulation d'expériences mal vécues tant au niveau sexuel qu'au niveau relationnel ?

J'ai l'intime conviction qu'il faut créer une fondation plus stable pour consolider son ancrage afin d'assurer consciemment la découverte de ses vraies valeurs.

Je me demande alors si son métier n'a pas été l'instigateur numéro un des différentes facettes d'elle-même. Peut-être a-t-elle mis en place au fil des années tous ces jeux de rôles si sécurisants et attractifs pour elle ?

Durant la relaxation, j'observe ses roues énergétiques, communément appelées « chakras », se réaligner en douceur. Je perçois alors un magnifique nimbe lumineux, l'enveloppant de couleurs diffuses blanches et dorées, semblable à une bulle de lumière transparente. À cet instant même, Gioia est dans le vrai courant de sa vie, palpant sa véritable identité, tant au niveau de l'âme que de l'esprit. Au fond, elle vient très certainement ici pour cela : retrouver cette sensation de calme et de plénitude intérieure pour vivre pleinement ces petits moments de grâce qui l'incitent à être totalement dans sa Vérité.

La relaxation offre certes l'avantage de libérer le mental et d'agir subtilement sur le recentrage des corps énergétiques dont l'aboutissement est l'union entre le moi et le soi, mais pour Gioia, les séances se différencient les unes des autres. L'accent est mis intentionnellement sur des révélations intérieures. Son guide l'apaise et sait la combler de sa puissance d'amour guérisseur. Se relier à des niveaux de conscience supérieurs, tel est le but des séances, défi d'intention qu'elle désire réussir au plus profond d'elle-même. L'expérience se déroule en douceur, sans intervention du mental. Gioia ressent l'intense vibration d'amour de son guide qui lui déverrouille progressivement tous les carcans qu'elle a su se construire durant ces années.

Je la raccompagne jusqu'à la porte.

Encore toute imprégnée de l'énergie de sa séance, elle murmure, le sourire aux lèvres et l'air complice :

— Je n'ai vraiment pas envie d'aller travailler... je supporte de moins en moins cette cage aux lions, me confie-t-elle dans un soupir qui en dit long.

La voix de mon guide se fait entendre, douce et sereine, dès que je regagne mon bureau.

« Comme tu as pu le constater, les maîtres guérisseurs travaillent avec les guides de lumière, sur des plans supérieurs. Quelles que soient les croyances religieuses, ils sont là pour soigner et panser les maux de l'âme. Vois-tu, lorsque l'âme appelle au secours, ils empruntent la voie la plus directe pour transmettre leur guérison surtout si le lieu est adapté à leurs fréquences. Ils éclairent le chemin du bon et du juste pour la personne. Grâce à la « pensée inspirée » que l'on appelle « intuition supérieure », ils font écho par le biais de l'esprit du

cœur durant son temps de sommeil. Le mental ne peut plus rien filtrer. C'est alors que l'ego est maîtrisé.

Leurs actions se répercutent au travers de l'intelligence du cœur. Ils nourrissent sa créativité et aident à la transformation de son comportement aussi bien du rôle qu'elle a à jouer dans sa vie professionnelle, que dans l'ensemble de ses contacts relationnels. Sache qu'en s'extirpant de ces rôles qui la font souffrir, elle grandira et se fortifiera. Tu sais mieux que quiconque que le hasard n'existe pas ! »

Nouvelle force de vie

Mai 2009

Plongée dans mes pensées, la sonnette stridente de la porte me fait sursauter. C'est un vieux modèle mais j'hésite encore à la faire changer. Sa tonalité m'est si familière et puis, elle a l'avantage de me replonger dans la réalité.

Emmitouflée jusqu'au cou, Aurélie arbore un large sourire ; elle vient de faire des courses et son sac à dos déborde. Son métier de danseuse l'amène à vouloir traditionnellement garder les mains libres. À cette période toute spéciale de sa vie, elle ressent le besoin de poser les mains sur son ventre. Aurélie est enceinte de cinq mois et pour rien au monde elle ne voudrait manquer une de ses séances. Pari qu'elle a tenu jusqu'à la veille de son accouchement.

— C'est indispensable à mon bien-être et à celui de bébé, me dit-elle régulièrement affichant un sourire complice.

Il est vrai que les contacts que nous tissons tous les trois deviennent de plus en plus subtils au fil des séances et de l'avancement des périodes de gestations du fœtus. L'une et l'autre découvrons, étonnées, l'amplitude des résultats. Nous vivons sur une autre planète et gardons précieusement ces secrets enfouis au fond de notre cœur et cela, d'un commun accord jusqu'à la naissance de bébé. Dans ma salle d'attente, je les accueille chaleureusement en passant délicatement la main sur son ventre :

— Bonjour Aurélie, bonjour Bébé ! Comment allez-vous aujourd'hui ?

Pendant qu'elle se débarrasse de ses paquets – à mon goût bien trop lourds pour elle – j'en profite pour me retirer dans la salle de soins afin de méditer quelques minutes et me mettre en état de réception.

— C'est bon, la pièce est purifiée, lui dis-je brièvement. Nous pouvons commencer quand tu veux.

À cinq mois à peine, ce petit « être en devenir », détient déjà tous ses sens : il possède la faculté de voir intérieurement, percevoir tous les bruits familiers, reconnaître les voix humaines qui lui sont connues. Chaque fœtus est gratifié d'une grande sensibilité sur le plan énergétique et vibratoire. Cette certitude m'a été confirmée dans de nombreux cas.

En effet, au cours de leur vie intra-utérine, ces petites âmes en pleine gestation de leur corps physique, peuvent vivre de vrais contacts avec leurs proches. J'ai constaté qu'une profonde et authentique complicité se tisse naturellement entre eux car ils sont accueillis et reconnus par la luminescence de leur âme. Âgés de seulement quelques mois, ces bébés ont une grande aisance pour aller instinctivement vers ceux ou celles qu'on leur a présentés dans la vie intra-utérine. Tous, sans exception aucune, deviennent des enfants joyeux, dotés d'un profond ressenti. Plus tard, vers l'âge de six ans, lorsque je les retrouve pour un bilan de santé par exemple, je ressens combien ils aiment venir au cabinet pour me raconter leurs petites histoires d'enfants. Souvent ils enveloppent la pièce du regard comme pour observer si tout est bien resté en place. Ils reconnaissent sans hésitation l'endroit où se trouvent les petits anges de porcelaine qui trônent au sommet de ma bibliothèque. De toute évidence, ce lieu leur appartient et ils semblent rassurés.

En grande majorité, ils aiment toucher et caresser de leurs petites mains le petit ange de porcelaine posé sur l'angle de mon bureau. Leurs yeux s'éclairent, plongés dans les miens, tout en affichant un sourire intérieur très complice. Pour moi, il n'y a aucun doute qu'ils perçoivent la vibration du lieu. Leur mémoire auditive et visuelle est aiguisée. Ils se souviennent parfaitement de la musique, du son de ma voix, sans compter les mille et un détails de la pièce.

La vie intra-utérine est un domaine encore expérimental de nos jours, certes, mais je n'ai aucun doute de la surpuissance d'un fœtus en gestation, surtout si ces petits êtres ont ressenti depuis l'utérus maternel les innombrables effluves d'amour provenant du cœur de leur maman ou de leurs proches ou d'un thérapeute.

Forte de mon expérience, je ne doute pas de cette évidence : le cœur émet des vibrations et ces longueurs d'ondes captées par le fœtus le nourrissent d'un sentiment de profonde affection et sécurité. On peut se demander jusqu'à quel point ils ressentent ces ondes lumineuses. L'expérience nous a démontré qu'ils réagissent aux « mains de lumière » de leur maman. Mains magiques qui les imprègnent et les massent en profondeur sur le plan vibratoire. Parfois même, ils répondent par des petits signes, comme des petits mouvements de pieds ou de mains, surtout si nous avons établi un contact avec un nouvel arrivant, comme le père.

En effet, ces chers hommes sont parfois très désireux de vivre ces moments « inoubliables » et sont pour la plupart, à mille lieues de la réalité. S'ils arrivent à mon cabinet à la demande de leurs épouses, c'est déjà une grande victoire.

Le mari d'Aurélie, tout timide, sonne en retard à ma porte. Encore tout imprégné de son stress professionnel, il semble avoir été catapulté sur une autre planète.

Je prends un temps de pause pour mieux le connaître et ressentir ses vraies attentes de futur papa. Après lui avoir donné quelques explications sur le programme de la séance que nous avons prévu Aurélie et moi, je lui propose une longue relaxation afin de libérer son corps de tout stress mental tout en souhaitant qu'il ne s'endorme pas ; ce qui arrive en général s'ils sont trop fatigués ! Je le prépare également à de nombreuses interrogations qui vont le provoquer intérieurement :

— Voyez-vous, lui dis-je d'une voix calme et rassurante, le fœtus reçoit chaque jour d'innombrables informations qu'il va apprendre à trier. Un bon nombre d'entre elles seront probablement occultées… mais si on lui projette, par exemple, une simple pensée d'amour, il va la capter à la vitesse lumière et la reconnaître instantanément car cela fait partie du monde d'où il vient et dont il est totalement imprégné.

Comme je fixe son regard, je capte dans ses beaux yeux bleus un vif intérêt. Il boit mes paroles, interloqué et attentionné.

— Votre futur enfant vous a choisi, vous et votre femme, avant même qu'il ne naisse. Sa venue sur terre est un pur acte d'amour à votre égard. Vous ne lui êtes pas inconnu. D'ailleurs, il va vous l'exprimer à sa manière, vous verrez... soyez attentif à votre ressenti.

Sachez qu'il va capter ce qui vient du plus profond de votre cœur... le contact se fait dans un premier temps sur le plan de l'âme puis ensuite sur d'autres plans vibratoires... surtout, n'ayez aucune attente, quelle qu'elle soit, ni mentale ni intellectuelle ; tout est basé sur votre sensibilité.

Des plus attentifs, le futur papa semble fasciné et même impatient de vivre l'expérience sur-le-champ. À mon avis, celle-ci restera gravée dans l'histoire de sa vie d'homme. Ce qu'il vivra durant la relaxation de contact avec son futur bébé sera indescriptible. Il s'est trouvé révélé et touché au plus profond de lui-même. Les larmes aux yeux, il ne sait comment me remercier.

Avec les séances et en complicité avec son épouse, il a enfin pris sa vraie place de futur papa.

Je réalise alors l'importance du territoire du père dans la vie intra-utérine. Désireux d'assister à la majorité des séances et surtout celles qui préparent maman et bébé à l'accouchement, je ressens combien cela l'épanouit et le gratifie d'une nouvelle mission sur le chemin de la paternité. Il paraît chaque fois plus ému par les contacts vibratoires qui se tissent entre eux trois. Je souhaite vraiment que tous les pères vivent cette expérience au moins une fois dans leur vie.

Dans les mois qui suivirent l'accouchement, Philippe s'avéra être un père exceptionnel. Il continuait à parler à son enfant avec son cœur et tout devenait simple. Le naturel avait pris le dessus et il ressentait intuitivement les vrais besoins de son bébé. Au fond, le dialogue ne s'était jamais interrompu. L'enfant, quant à lui, grandissait magnifiquement, tant et si bien que le pédiatre se montra fort étonné du calme et de la vivacité joyeuse du nouveau-né, ce qu'il qualifia d'exceptionnel à tous points de vue.

D'un caractère enjoué, le jeune Julien, ne perdait pas une miette de la vie. Ses parents adoptèrent sans difficulté l'éducation positive qui coulait de source pour leur enfant.

Abandon programmé

Juin 2009

Il y a quelque mois de cela, j'ai eu une expérience toute particulière avec un jeune père. Cette dernière m'a bouleversée. Fort heureusement, son histoire est peu commune.

Cet homme ne désirait pas avoir d'enfant. Sa compagne, elle, souhaitait profondément le garder. Elle finit par le convaincre de venir me voir au moins une fois avant leur séparation définitive. Ce dernier semblait agressif et très en colère envers sa compagne. Il ne voulait en aucun cas entendre parler d'enfant. Cela était clair et définitif pour lui. De plus, il ne se sentait pas prêt à faire face à une paternité alors qu'il traversait une période mouvementée et financièrement difficile.

— C'est impossible pour moi d'imaginer la venue d'un enfant, me dit-il d'un air agacé. J'ai des dettes à rembourser, un travail incertain et puis, je ne me sens pas mûr du tout... C'est plus fort que moi... Vous ne pouvez pas comprendre... Elle a tout fait pour me cacher sa maternité pendant les premiers mois de grossesse et au bout du compte, je me sens désarmé... ma colère est justifiée tant je me sens trahi !

Bien sûr… le mal est fait, m'avoue-t-il d'une voix résignée et angoissée.

Comprenant sa position, je lui propose un vrai projet sur trois séances dont l'objectif serait d'expliquer longuement au futur bébé le choix de son géniteur. C'est à mon sens, l'option la moins nocive pour l'enfant à venir et d'une certaine façon pour le père dont la sensibilité semble à fleur de peau. Mon guide émet le souhait de travailler sur le thème de l'abandon fœtal, thème qui jusqu'alors m'était inconnu, afin que tout soit clairement exprimé au futur bébé. Je décide alors de passer un accord avec le père biologique qui me promet de faire le maximum pour « accueillir » l'enfant sans accepter pour autant de vivre avec lui.

Ce papa biologique assiste donc à la majorité des séances de contacts, aimanté par la curiosité jusqu'à la préparation à l'accouchement. Puis, courageusement et avec mon soutien, il entreprend de demander pardon à son bébé et de lui exprimer pourquoi il serait absent après sa venue au monde.

Il se met en contact avec le futur bébé pour lui signifier que c'est sa décision. Sur mes conseils, il lui explique également comment il voit son absence :

— Vois-tu petit bonhomme – bien que ne connaissant pas le sexe de son bébé – dit-il d'une voix solide et franche, entrecoupée de soupirs comme pour se déculpabiliser, je ne serais pas présent pour te langer… ni te donner le biberon… ni jouer le soir avec toi ni encore… (*de grosses larmes coulent le long de son visage…*) pour aller te chercher à l'école ni pour t'aider à faire tes devoirs.

Puis il répète après moi, d'une voix douce, que tous les soirs son cœur lui enverrait ses plus tendres pensées d'amour pour qu'il s'endorme en paix... et que, quoi qu'il advienne, il serait toujours vivant dans son cœur.

Ensuite, je lui conseille du plus profond de son être d'exprimer à ce futur bébé ce qu'il aurait tant aimé entendre à sa venue au monde en de pareilles circonstances.

Ces séances sont devenues aussi fructueuses pour la mère que pour le père biologique. Dans les semaines qui suivirent, ils ne se sont jamais plus disputés. Le plus gros de la crise passé, ils ont pu libérer de la place pour une communication vraie et dénuée d'excuses. L'essentiel était concentré sur la venue de bébé. Désormais, une plus grande et profonde complicité les unissait et peut-être plus... mais cela appartient à leur futur. Je n'étais que rarement autorisée à le ressentir, si ce n'est qu'à titre exceptionnel dans un cas précis.

Les guides insistent sur le présent et soutiennent toujours la personne qui traverse des épreuves, aussi pénibles soient-elles. Tout dépend de sa propre volonté d'ouverture d'esprit. Ils offrent de nombreuses solutions que l'humain ne voit pas forcément de prime abord, mais à tout moment et sur un authentique appel du cœur, ils peuvent soutenir la foi envers l'être concerné jusqu'à transmettre l'énergie vitale et la notion de dépassement d'une situation. Dans tous les cas ils offrent leur inépuisable amour et paix intérieure.

Pour continuer l'histoire de ce père ayant refusé la venue au monde de son enfant, l'accouchement de bébé s'est admirablement passé. Une adorable petite fille, Clémentine, vint au monde. Vive et joyeuse comme si de rien n'était, elle a apparemment compris le message et tout à fait accepté de vivre sans père jusqu'au jour où celui-ci n'a pu résister à la voir. Il m'avoue quelques semaines plus tard y avoir pensé en permanence.

— J'ai trop besoin de la voir, de la toucher, de la sentir respirer, de la langer et surtout de lui dire combien je l'aime.

« Tiens, me dis-je, il désire vraiment rattraper le temps perdu ! Désormais, pensé-je intérieurement comme si je m'adressais à mon guide, ceux-là sont liés affectivement pour la vie, et je m'avancerais même plus loin, pour l'éternité ! Leurs deux âmes s'étant unies dans un ultime instant de vérité. »

Mais revenons au temps présent.

Accueil d'une seconde force de vie

Janvier 2010

Six mois se sont écoulés lorsqu'Aurélie vint me voir pour sa deuxième grossesse. Elle souhaitait avoir des enfants de manière rapprochée. Bien entendu, elle connaît le parcours mieux que personne, mais elle ne se sentait pas la force de l'entreprendre seule. J'avoue humblement que je me sens privilégiée de suivre l'évolution de cette famille tout à fait hors du commun.

Comme d'habitude, Aurélie pose ses mains de lumière sur son ventre. Au rythme des profondes respirations, son corps s'accoutume rapidement à la détente profonde. Aurélie se transporte dans un univers lumineux empreint de grâce et de bonté. Elle m'avoue ultérieurement son aisance à ressentir une douce chaleur émanant de ses mains. Quelques minutes plus tard, elle enveloppe son bébé d'un magnifique halo de lumière blanche et dorée. Alors que des liens d'une exceptionnelle intensité se tissent entre eux, elle m'explique qu'il lui répond par des petits mouvements circulaires – ce qui est inhabituel – comme pour lui faire signe de son intense bien-être.

Une fois le projet de la séance programmé, Aurélie se sent prête à présenter à bébé sa famille proche. Commençant par le nom de son premier enfant avec lequel elle a suivi un accompagnement l'année précédente, Aurélie débute par la présentation de sa propre lignée familiale. Elle lui présente sa jeune sœur puis son frère dont elle est très proche et enfin, tous les autres membres de sa famille qui lui sont chers. Au fur et à mesure des séances nous avançons progressivement vers des évènements plus ou moins émotionnels reliés à sa propre enfance. Par exemple, la séparation de ses parents alors qu'elle était tout jeune.

Ainsi, observant un temps de pause, elle n'hésite pas une seconde à exprimer les déboires familiaux et les secrets de famille de manière audible. Dans tous les cas, ces derniers sont vivement souhaités dès lors qu'une fois exprimés ils n'appartiendront plus émotionnellement au fœtus. Si on les lui occulte, il va les ressentir en globalité comme faisant partie intégrante des vestiges émotionnels de sa mère dont il portera inconsciemment le poids.

Afin de libérer bébé de cette stase émotionnelle, nous prenons le parti de retracer l'histoire du couple grand-parental sous forme d'un conte d'enfant. Aurélie mentionne non seulement en détail leur séparation mais également la difficulté que sa mère a éprouvée à élever tous ses enfants de différentes volées. Bien souvent, il n'était pas facile pour eux de subir certains traits de caractère de leur mère qui s'énervait souvent pour des petits riens. Ceci était pénible pour elle qui se sentait responsable en tant qu'aînée, attentive à aider sa mère à gérer tant bien que mal tout ce petit monde. Avec des mots simples et parfaitement choisis, elle s'engage courageusement à exprimer ses sentiments.

Après ce fastidieux travail, Aurélie apparaît détendue et plus épanouie. Elle peut verbaliser avec plus d'aisance sa lignée paternelle. En effet, du côté de son papa, le futur grand-père, les choses sont nettement plus harmonieuses et cela laisse présager de futurs tiraillements auprès de la future grand-mère.

Puis vient le tour de Philippe, son mari et futur papa du bébé. Celui-ci, pleinement conscient de l'importance d'un tel acte, désire, lui aussi, avec mon aide, communiquer son histoire familiale. Toutefois, avant cette intervention, nous décidons d'exprimer clairement à bébé que la souffrance ou les sentiments émotionnels que son père porte encore en lui ne lui appartiennent pas et qu'en aucun cas il n'est responsable de la situation que celui-ci a vécue dans sa petite enfance. Cela appartient à son passé.

— C'est entre moi et mon enfant intérieur si j'ai été abandonné... cela n'est pas de ta faute, précise-t-il en père très ébranlé par les émotions puissantes qui remontaient à la surface. Ta venue au monde est pour moi, un vrai miracle. Je suis tellement heureux d'avoir la chance de partager cela avec toi. Nous aurons tant d'autres bons moments à venir. Moments d'amour et d'échanges joyeux que nous avons bien l'intention de vivre avec toi et ton frère. Merci d'être là pour nous tous. Grâce à ta venue, nous formons une vraie famille. C'est mon rêve de papa.

L'incitant à poursuivre, je lui propose de clarifier les évènements afin que bébé ne s'alourdisse pas inconsciemment du poids de cette enfance fort douloureuse. Il poursuit alors d'une voix rauque, presque inaudible et chargée d'émotion :

— Tu vois... tout bébé... j'ai été abandonné par mes parents et remis à ma grand-mère paternelle. Ils étaient partis très loin pour trouver du travail dans un pays étranger. Lorsque je fus plus grand, une petite sœur est arrivée mais elle aussi est partie vers eux après quelques années et je n'avais plus personne avec qui jouer...

Heureusement que j'avais les copains du foot et puis ... j'adorais faire du vélo. J'ai toujours été un grand sentimental. Tu vois, quand j'étais triste, je m'enfuyais dans la forêt aux alentours de l'endroit où je vivais... je recherchais des petits animaux sauvages pensant que je pouvais en sauver un, blessé par hasard.

Après une courte pause il décide de transmettre à son bébé des moments plus joyeux et poursuit gaiement :

— Tu sais, j'ai pu m'en sortir grâce au sport. J'ai toujours été le meilleur !

Le bébé réagit immédiatement, comme pour lui transmettre son amour, lui laissant entendre qu'il est bien présent, aujourd'hui, dans son univers.

En effet, le fœtus libère des ondes d'un puissant rayonnement, imprégnées d'un sentiment de joie indéfinissable que l'on pourrait qualifier proche d'une authentique vibration divine que certains yogis désirent atteindre après une longue expérience de méditation. Je suis toujours aussi impressionnée par la puissance de l'intelligence de ces petits « êtres en devenir ». Leurs âmes sont si belles et tellement porteuses d'amour inconditionnel ! Si nous pouvions connaître ne serait-ce qu'un dixième de ce qu'ils ressentent, nos sociétés futures seraient tellement plus positives et solidaires.

Peut-être qu'un jour viendra où nous éviterons de les considérer comme des « petites choses » à grandir. Sous prétexte qu'ils doivent réussir leur apprentissage à l'éveil du corps et de l'esprit, ils sont malheureusement vite mis au pas, formatés au « tu dois... il faut » !

C'est au fond, le pire moyen de verrouiller ces « petits êtres » encore si sensibles et fragiles psychologiquement. Beaucoup d'entre eux ont de plus en plus de mal à s'adapter aux différents systèmes de croyances des adultes sans compter aux « normes » que leur impose le système d'éducation prôné par notre société.

Certains enfants appellent au secours en ayant des comportements qualifiés « d'hyperactivité ». Peu de parents entendent leur vraie souffrance. Alors ce mal ne peut qu'empirer. D'autres apparaissent encore plus atteints et s'enferment dans les grandes profondeurs de leur être comme pour se protéger d'un monde dans lequel ils ne se reconnaissent pas. Malheureusement, ces petites âmes sont souvent porteuses d'une pathologie, que l'on étiquette « d'autisme ». Alors on les cache dans des centres spécialisés comme pour mieux les confiner dans leur nostalgie d'exister.

Trop nombreux sont les enfants qui, dès leur vie fœtale, ne sont pas harmonieusement « accueillis » par l'amour parental. La plupart subissent aussi le poids des lourdes vibrations des secrets de famille liés à l'ignorance, à la peur d'être jugé ou au manque de compassion tout simplement.

Ils feront malheureusement partie des générations sacrifiées.

Rencontre d'une âme courageuse (I)

Juillet 2010

Lors d'une de ces matinées consacrées à l'administration et mes emails, le téléphone se mit à sonner. Je ressens d'emblée qu'il y a une urgence. Sans trop réfléchir, je décide d'accueillir Camille et Raphaël dès 11 h 30, ce qui m'arrive rarement dans un pareil cas. Ils arrivent au cabinet très impatients de faire ma connaissance.

Ce couple semble uni tout en se jetant çà et là des regards interrogateurs, se demandant qui des deux aura le courage de commencer le dialogue. Je les mets à l'aise en leur proposant un verre d'eau minérale qu'ils acceptent volontiers. Puis, Raphaël, les yeux embués de larmes, fait le premier pas et aborde en détail le drame qui vient de les frapper. Leur fille aînée, âgée de 20 ans, vient de décéder d'une maladie fulgurante lors d'un stage à l'étranger, programmé par son université.

Il se souvint alors du terme médical et ajoute qu'il s'agissait d'une méningite foudroyante et qu'elle est partie en moins d'une semaine.

Camille, jusque-là silencieuse, reprend d'une voix imprégnée de sanglots :

— Aurore était une jeune fille intelligente et gaie. Tout lui réussissait. Elle aimait la vie et avait de nombreux amis. Tous l'appréciaient et recherchaient sa compagnie. C'était une fille formidable, nous étions tellement comblés avec elle.

Raphaël me confie, comme pour compatir aux sanglots de sa femme, qu'ils ont l'impression que c'était hier. Il ajoute qu'il est inquiet pour la santé mentale de sa femme. Presque une année a passé et les choses sont loin de s'être améliorées. À son avis, cela semble empirer malgré le soutien des amis et aides psychologiques diverses qu'ils ont tenté de mettre en place jusqu'à présent.

Puis Camille reprend la parole d'un ton résigné :

— Je ne pourrais jamais me consoler de sa disparition. Je hais la mort tout comme je hais la vie ! Je n'ai même plus le courage de me lever le matin pour aller travailler. Dès que je croise des jeunes de son âge, joyeux et plein de vie, je pense à Aurore et je m'effondre. C'est vraiment trop dur à vivre pour moi !

Son mari est visiblement très affecté par le chagrin de sa femme. Il n'ose la regarder et ajoute prudemment me rendant complice de sa propre souffrance.

— Vous savez, elle est inconsolable… je ne sais plus quoi faire. J'ai peur pour elle, pour moi, pour notre couple. Plus rien n'est comme avant. Nous étions si proches de nos filles et nous formions une famille très unie, me confie-t-il d'une voix brisée.

— Vous avez une autre fille, dis-je brièvement, quel âge a-t-elle ?

Raphaël regarde sa femme qui n'arrête pas de sangloter. Peut-être est-ce la première fois qu'ils peuvent se confier ainsi en toute intimité.

— Nous avons beaucoup entendu parler de vous et de votre soutien aux familles endeuillées. Si nous sommes ici, c'est que vous représentez notre dernier espoir. Ma femme Camille n'a plus envie de vivre et ne désire qu'une chose, rejoindre notre fille, Aurore. Nous avons une autre fille en effet qui est sa cadette de quatre ans, elle s'appelle Jade. Nous tâchons de lui épargner notre chagrin, mais c'est quasiment impossible. Nous ne savons plus comment nous comporter avec elle.

Puis, regardant de nouveau sa femme, il ajoute d'une voix résignée :

— Nous ne souhaitons pas lui faire porter le poids de notre souffrance, vous savez.

Je reste perplexe à l'idée que, vu l'enfermement dans lequel ils vivent l'un pour l'autre, soudés dans le chagrin d'un deuil non accepté, ce ne doit pas être tout rose pour leur deuxième fille. On sent bien qu'ils se soutiennent cahin-caha dans la traversée de cette douloureuse épreuve. J'imagine la détresse de leur fille Jade, totalement démunie de tout soutien psychologique, amputée de l'amour de sa sœur qui – je l'apprends plus tard – était sa confidente et meilleure amie. Comment peut-t-elle gérer tout cela ?

De surcroît, il y a le risque qu'elle se sente prise en otage comme il est coutume chez les enfants d'une même fratrie.

Elle, restée en vie, à la fois délaissée et totalement prisonnière d'une souffrance parentale qui ne lui appartient pas tout en ayant la sienne à gérer. Sans oublier que sa mère n'a plus envie de vivre. Cela doit être insoutenable pour cette toute jeune fille. Je ressens déjà l'urgence de la situation.

En quelques instants, ma voix se met à prendre une autre tonalité. Je sais que ce n'est plus la mienne et sans même réfléchir un instant, je laisse mon guide « prendre la parole » :

— Je peux comprendre votre douleur, dis-je en fixant ardemment le regard de Camille. Je peux comprendre le terrible drame qui vous frappe et aussi le fait que vous ne puissiez accepter cette douloureuse réalité. L'enfermement dans la douleur fait partie d'un processus d'intériorisation indispensable pour vous permettre de survivre à la situation. Mais, au-delà des mots et des émotions qui vous assaillent quotidiennement, souhaitez-vous donner un sens à votre souffrance, le voulez-vous vraiment ?

N'est-elle pas là aussi le moyen de réaliser que la vie est en vous ! Combien avez-vous le droit d'être en colère et de renier cette tragédie de toutes vos forces ?

L'énergie qui est en vous est l'expression même que vous existez. Que vous le vouliez ou non, vous êtes totalement vivante parce que vous vibrez avec votre souffrance. Puis, ajouté-je d'une voix compatissante, la perte d'un enfant est l'une des pires épreuves que l'humain ait à traverser. Je suis sûre que vous êtes guidée et protégée. Aurore a dû mettre tout en œuvre depuis l'endroit où elle se trouve. N'est-ce pas ?

Comme ils me regardent d'un air abasourdi, ne sachant pas comment ils doivent prendre ces derniers mots qui semblent les toucher droit au cœur, ils se regardent et d'un hochement de la tête décident en commun d'un prochain rendez-vous.

Je leur propose sans hésiter un soir de la semaine suivante en précisant qu'aucun rendez-vous ne sera pris après leur séance.

Une fabuleuse amie

Ma rencontre avec Mimi

Août 2010

La journée a été longue et pénible, aussi je décide de marcher jusqu'à mon parking situé à l'autre bout de la rade.

Tout en marchant d'un pas lent et encore sous l'imprégnation de cette dernière séance, je ressens la douce présence lumineuse de mon guide. J'ai l'impression que nous allons faire ensemble le point de la journée. Je le remercie intérieurement de sa vive complicité et de son amour si fidèle dans ces moments de guidance sur les mystères de la vie après la mort. Jamais il n'a omis de me gratifier de sa grâce profonde, m'imprégnant d'une sensation douce, légère et joyeuse.

Après avoir laissé errer mon regard sur les gens qui s'amusent et discutent bruyamment, je ressens la présence d'une entité féminine. Son corps de lumière (c'est ainsi que je perçois une forme sans contour très nette et d'une grande légèreté) m'accompagne en sautillant ici et là près de moi, aérienne comme une plume.

Ma vision intérieure devient plus précise lorsque je m'aperçois que mon cœur la reconnaît. « Mon Dieu, est-ce toi ma douce amie… c'est toi ma Mimi ? » Je répète cette phrase plusieurs fois intensément. Je n'ose y croire. Ma gorge est nouée par l'émotion qui déjà me submerge. Je fais d'ardents efforts pour ne pas me laisser envahir par une vague de chagrin. Je sais que toute intensité émotionnelle l'aurait éloignée. Puis, tout en me concentrant activement, je supplie mon guide qu'elle puisse rester avec moi quelques instants… le temps de la traversée du pont… s'il vous plaît ?

Je n'ignore pas qu'elle est elle-même accompagnée par ses « guides protecteurs » qui en général supervisent tout contact avec le plan terrestre. Désire-t-elle ardemment me parler ?

« Mimi, pourquoi es-tu partie si vite, lui dis-je rapidement, c'est malin… allez viens, on va prendre une glace (elle adorait les glaces au café). J'ai tant de choses à te dire. »

Comme je l'ai exprimé auparavant, les êtres chers désincarnés viennent à nous par anticipation et sans qu'on s'y attende. Leur notion de temps est évidemment différente de la nôtre. J'entends par là que les âmes ne descendent jamais sur des plans vibratoires inférieurs sans autorisation. Elles sont accompagnées de plusieurs guides. Disons qu'une « mise en contact » va exiger certaines préparations, c'est pourquoi il est vivement souhaité de ne jamais les appeler.

Le chagrin est source de guérison, nous sommes tous passés par là une fois ou une autre dans notre vie mais il y a des paliers qu'il n'est pas souhaité de forcer. Une trop forte intensité de chagrin peut être néfaste à l'être désincarné. Pour lui, constater la ou les dérives émotionnelles des parents en-deuillés (désir de mourir ou autre grave dépression) sera alors perçu comme un échec à leur appel de contact. Souvent et malgré le soutien des guides protecteurs (nous les appellerons ainsi), ils peuvent être imprégnés par cet état émotionnel morbide selon une échelle de valeur (palier d'évaluation) qui nécessitera pour eux aussi, un temps de guérison sur le plan céleste. Si le commun des mortels pouvait comprendre cela… que de grâces et que de reconnaissances leur seraient déjà parvenues.

Je reprends le fil de mes pensées. Tout va très vite et je ne veux pas en perdre une seule miette. « Ma douce Mimi… c'est bien toi n'est-ce pas ? » Au beau milieu du pont du Mont-blanc, cramponnée au bastingage, ma vie s'arrête le temps d'une rencontre mémorable.

De plus en plus scintillante de lumière, Mimi avance la main et me tend une masse informe à l'aspect plutôt visqueux. Mon cœur se remplit de joie dès que je reconnais la glace…

Convaincue qu'elle désire me parler, je ferme les yeux et je me laisse envelopper d'un cocon de lumière dorée, désirant être protégée par les hautes fréquences qu'appelle ce moment d'intimité. Tandis que j'ouvre les yeux à ma vision intérieure, j'entends une petite voix légèrement aiguë et rieuse. Mimi avait l'habitude de me provoquer avec cette voix qui m'agaçait surtout lorsque le sujet annonçait une conversation intime.

« Je suis si heureuse… si tu savais. J'ai oublié mes douleurs même si cela a pris du temps, me confie-t-elle, laissant entendre qu'elle m'en dirait plus une autre fois. Je continue le piano et je joue comme une concertiste, tu serais fière de moi… tout est si simple ici. À propos, je peins aussi et suis devenue une experte en trompe-l'œil. Tu devrais t'y remettre, je pourrais t'aider… »

Puis après un léger temps de pause, elle ajoute d'une voix plus douce comme si le souvenir était encore en phase de guérison :

« Je vais souvent voir mes petits-enfants. Dis à Christine (sa fille) que c'était bien moi la clochette de Noël … j'ai essayé tant de fois de lui faire comprendre que j'étais là mais elle est dans un brouillard tellement épais que je ne peux l'atteindre. C'est plus facile avec mes petits-enfants car ils sentent ma présence et ils aiment dessiner en pensant à moi… je m'amuse beaucoup avec eux ! Je pense qu'ils n'osent pas en parler à leur mère… mais peut-être, toi, tu peux essayer. »

« Mimi, je te le promets mais tu sais que cela va prendre du temps. »

Puis je me souviens d'un coup d'un évènement que je tenais à lui communiquer.

« Tu sais, à propos de ton enterrement… tu ne m'en veux pas trop ? C'était au-dessus de mes forces. Je ne supportais plus de te voir souffrir autant et ma décision de partir au bord de la mer a été prise spontanément. Ton agonie m'a bouleversée… je me sentais impuissante de ne pas pouvoir t'aider à monter sur des plans de lumière.

À la clinique spécialisée en soins palliatifs, je savais que tu m'entendais et tu me demandais de t'élever… lorsque je partais en relaxation avec toi… tu t'agrippais même à moi et nous avons failli de nombreuses fois y parvenir. J'avais aussi le sentiment que tu connaissais le chemin puisqu'il nous a été tracé par la spirale de lumière… Mimi souhaites-tu que j'en parle… je ne veux pas te remémorer de souvenirs aussi tristes. »

J'eu la confirmation de ses guides en recevant une bouffée de douce chaleur imprégnée d'une immense tendresse. Je suppose que c'était important autant pour elle que pour moi.

« Cette maladie qui t'a tant fait souffrir, est bien connue du monde médical. Pourquoi ne décide-t-il pas d'abréger les souffrances en aidant les êtres à se libérer de leur corps ? Le maillon faible de l'acharnement thérapeutique ne serait-il pas d'ordre financier ?

Aucune loi ne peut imposer le droit de vie ou de mort sur les êtres humains, ça nous le savons tous.

Seuls, eux-mêmes, peuvent répondre à l'appel des présences divines qui leur indiquent que leur montée dans la lumière est proche. Ils sont imprégnés et ne demandent qu'une chose : d'être libérés de leurs corps de souffrance. Certaines tribus d'Amazonie ou d'autres contrées bien éloignées des sociétés industrialisées font boire des décoctions lorsqu'une fin de vie est proche. Ils connaissent bien le processus d'appel ainsi que le moment d'autorisation des guides et des ancêtres avec lesquels ils parlent si naturellement depuis tant de générations. Tout cela pourrait éviter les nombreuses dérives et surtout le temps « d'hospitalisation en soins palliatifs » des êtres en profondes souffrances et dont l'âme en porte malheureusement de vives empreintes sur l'autre plan... »

Mimi me répond en me laissant entendre que j'ai tout compris puis elle poursuit :

« J'entendais ta voix douce comme une musique et j'étais si bien... Je me sentais partir et je voyais tant de belles lumières. Je n'avais plus peur, tu étais avec moi *(en effet, j'avais reçu l'autorisation de faire un bout de chemin avec elle),* puis ma mère est arrivée derrière toi et sa voix rigide et cruelle m'a violemment fait retomber. Elle me ramenait à mes souffrances d'enfant. Lorsque j'étais petite, elle me terrorisait... elle voulait toujours tout contrôler et s'arrangeait à me punir en me menaçant constamment. Je retombais en enfance... elle avait trop d'emprise sur moi *(sa mère était directrice d'école)* et j'ai dû attendre encore et encore... dans la peur et le noir. Et puis elle me parlait des factures qui s'accumulaient à l'appartement et que l'huissier allait venir... c'était trop pour moi qui n'était qu'une morte-vivante...

Je souffrais beaucoup physiquement et moralement... quand tu venais, je reprenais l'espoir d'être libérée. Je savais que tu me voyais et je me sentais en sécurité. Tu me disais que tes guides étaient là mais je ne pouvais pas les voir. Je savais au fond de moi qu'il me fallait pardonner bien des choses *(évènements vécus)* pour me sentir plus légère.

Te souviens-tu de mon ami Tom *(coup de foudre de Mimi),* mon ami adoré ? Eh bien même sur mon lit d'hôpital, je pouvais aller le voir travailler et je l'accompagnais. J'ai appris qu'une fois la porte fermée sur mille tendres bisous, il devenait un autre homme. Il vivait dans son monde qui était bien loin du mien… si j'avais su… j'ai dû aussi apprendre à lui pardonner toutes ses faiblesses. Il était toujours en mode séduction quoi qu'il arrive.

Pour répondre à ta question sur cette terrible maladie qui m'a laminé le corps durant de longs mois, j'ai dû apprendre à lâcher prise. Lâcher mes peurs d'être abandonnée, d'être mal jugée… d'être rongée par une maladie et surtout de me libérer de mon fils et de sa pathologie d'alcoolisme dont je n'étais pas responsable… mais tu ignores tout cela jusqu'au moment où tu revois le film de ta vie dans les moindres détails. On te montre les souffrances des uns et des autres et tout ce qui a besoin d'être pardonné… ça a été très dur… heureusement que j'étais généreuse, cela m'a beaucoup aidé à surmonter le reste. On est accueilli dans une sorte « d'hôpital des âmes » pour être soigné le temps d'émerger sur un autre plan plus évolué.

Quand tu me disais qu'il fallait être conscient d'offrir son cœur… je ne comprenais pas et combien de fois ai-je donné pour être mieux reconnue, aimée et aussi consolée ? J'avais tellement de dons… mais je ne pouvais tout faire en même temps.

(Autre temps de pause)

« Je sais maintenant combien tu m'as aimée… ton amitié m'était si précieuse. C'est pourquoi je peux venir te voir. Je viens souvent à ton cabinet mais les guides s'assurent que je ne te dérange pas. Parfois, il y a du monde avec moi surtout si les âmes qui m'accompagnent sont en attente de contacts avec leurs proches. On les encourage ainsi à prendre espoir.

Aujourd'hui, cet instant magique nous appartient. Après, dans un autre espace-temps, on revoit tout. On peut ressentir ton état de grâce lorsque tu m'as accueillie et entrevoir cette belle lumière émanant de ton cœur comme une source jaillissante et bienveillante.

On m'a autorisée à t'atteindre car tu étais prête pour entrer en contact. C'est toujours bouleversant de constater que sa propre famille *(elle pensait à sa mère certainement)* ne brille pas comme on le voudrait. Ce qu'on voit est un magma gluant... et puis, *(voix à peine perceptible)* tout est si obscur autour d'eux. Pour ma fille Christine, ce n'est pas la même chose, elle a beaucoup de chagrin mais, comme elle prie beaucoup, on m'autorise à aller vers elle, la nuit. Je pense qu'elle désire me voir dans ses prières et qu'elles sont entendues... son cœur est brillant et lumineux, mais elle n'en garde aucun souvenir.

Oh, Fanfan *(mon petit surnom),* dis-lui, je t'en prie, que je suis bien vivante et que je suis si heureuse ! Nous avons de grands moments de bonheur qui nous relient aussi à notre passé. C'est un grand réconfort tu sais... Ici, on peut tout faire bien sûr... on reste encore en lien avec sa famille terrestre jusqu'à ce qu'on puisse monter sur des plans vibratoires plus élevés... j'aimerais tellement communiquer tout ce que j'ai compris... si cela nous est autorisé bien sûr. »

Puis elle ajoute :

« Certains, comme mon père et mon fils par exemple, noient leur chagrin dans l'alcool. »

La voilà reprenant le « je » pensé-je rapidement.

« Je les ressens prisonniers de la boisson qui les emmure et les éloigne de moi. Je voudrais tellement les aider ! Cela nous amène à vivre des instants de grandes solitudes intérieures... même si on est aidé pour les traverser. »

Sa voix faiblit et devient presque inaudible.

Je pressens qu'on va la rappeler, cette zone émotionnelle étant probablement encore en mode de « guérison céleste »... en effet, quelques secondes après, elle me fait un rapide signe de la main et je la vois disparaître dans un voluptueux nuage de lumière blanche.

Revenue à moi en douceur, je parcours du regard l'animation des bateaux jaunes, qui traversent sans trêve la rade de Genève. J'ai l'impression d'atterrir lourdement sur la planète terre. Reprenant ma marche d'un pas rapide mais consciente de mon ancrage, je songe, le sourire aux lèvres, à ce merveilleux contact avec Mimi, ma meilleure amie, qui est partie deux années plus tôt. Mon Dieu que le temps passe vite, j'ai l'impression que c'était hier. Mes sentiments sont mélangés. Nos êtres chers peuvent être si près de nous et le sont pour l'éternité si notre cœur reste ouvert et aimant, comme le disait si bien Mimi.

Pourquoi tant de tabous dans notre monde... tant de croyances basées sur la peur de la mort... si seulement, on écoutait notre ressenti. L'âme prend vie si l'esprit l'anime de sa pure essence, à savoir la beauté, la bonté et la joie de respirer le langage du cœur ; il n'y a pas plus grande Vérité, pensé-je intérieurement encore toute bouleversée par ce que je venais de vivre.

Comme l'inspiration et l'expiration, nous serons tous amenés à faire la traversée du grand océan de lumière. Alors pour mieux vivre le présent, laissons notre cœur se remplir de cette puissante force d'amour inconditionnel et ayons le courage d'aller nous ressourcer sur ces plans vibratoires. Si l'on reste attentif aux signes de nos guides, ils nous honorent de leurs grâces et sont amenés à nous aider à tout instant. C'est leur mission de vie dont l'unique condition est notre libre arbitre bien entendu. L'oubli, en revanche, peut être perçu comme un abandon. Ils se mettent alors en « mode d'attente ».

Restant songeuse sur le temps de réception de ses messages – une demi-heure à peine vient de s'écouler, je me replonge dans le souvenir du dialogue avec Mimi afin de graver dans ma mémoire tous les détails de cet instant magique et privilégié.

Une bonne année plus tard, j'appris que son ami, Tom, avait refait sa vie. J'ai la certitude intérieure qu'elle a contribué à son nouveau bonheur. Le hasard n'existe pas, dirons-nous. Mimi lui a permis de continuer à vivre le meilleur de lui-même : vivre un vrai bonheur, rempli de complicités et de rires partagés (ce qu'ils adoraient l'un et l'autre). Elle m'exprima ultérieurement combien elle était heureuse pour lui, comme si elle avait été libérée d'un poids. Je pense qu'elle ne fut pas autorisée à m'expliquer sa mission dans ce temps de partage. Il est vrai que leur amour était intense, l'amour « coup de foudre » comme certains pourraient l'exprimer.

L'emprise d'une âme

Juillet 2010

En cette veille de vacances, je reçois Océane, une belle jeune femme dans la quarantaine.

Son état psychologique est au plus bas. Elle vient de vivre ces cinq dernières années avec un homme perturbé, catalogué de « pervers narcissique ».

— Vous comprenez Françoise, je l'ai connu à 15 ans et c'était mon premier amour de jeunesse. Plus tard, il s'est marié et a eu deux enfants. J'ai eu le même parcours et nous nous sommes retrouvés quelques années plus tard, tous deux divorcés. J'avais toujours une attirance folle pour lui. Il était charismatique, « ensorcelant » est le mot exact. Il m'hypnotisait. J'ai succombé en pensant que c'était mon âme-sœur. Alors je lui ai dédié toutes ces années avec l'espoir de construire un vrai couple. Enfin je pouvais goûter au bonheur !

Le temps passant, alors que nous filions le parfait amour, je commençais à voir que les comptes du foyer étaient déséquilibrés, il avait besoin de plus en plus d'argent pour son entreprise et parfois mon salaire n'y suffisait pas. Alors je me suis sacrifiée car je l'aimais. J'avais l'avantage d'avoir un salaire stable qui devait suffire à nous sécuriser. Comme vous pouvez l'imaginer, les choses ont empiré. Nous avions de fréquentes querelles, toujours autour de l'argent, bien entendu. Un jour, j'étais sa reine, sa princesse, son grand amour et le lendemain, il me rabaissait au rang d'une moins que rien comme si tous ses problèmes étaient de ma faute. Alors j'ai tenu bon. En fait, je voulais lui redonner un équilibre et surtout l'affection qu'il n'avait pas eue dans son enfance. Sans le vouloir je suis devenue la mère, celle sur laquelle il pouvait compter, celle qui le maternait avec de bons petits plats, des dîners aux chandelles, tout en assurant le ménage du foyer. On était rarement seuls le week-end, il invitait tous ses amis et collègues. J'étais épuisée. Puis, au cours d'une conversation bien arrosée, un confrère lui demanda s'il revoyait une certaine Marina. Et sans aucune gêne, il déclara avec vantardise que c'était une fille drôlement bien roulée et douée pour le sexe.

Je vous passe les humiliations, les souffrances quotidiennes qui m'empêchaient souvent de dormir. La communication tournait autour de ses besoins ; s'il me sentait m'éloigner de lui, il me rattrapait avec force de compliments : j'étais la plus généreuse, la plus extraordinaire et il n'aimait que moi envers et contre tout.

Durant les mois qui suivirent, j'ai tout essayé pour sauver mon couple, acceptant ses sorties nocturnes aux multiples excuses. C'était toujours la faute de ses copains. Il ne pouvait leur résister, disait-il. Je continuais à tout prix à vouloir le sauver, le sortir de là. Je le connaissais si bien.

Jusqu'au jour où une très chère amie m'envoya une vidéo sur les pervers narcissiques. Je reconnus le manque d'amour. Il n'aimait que lui et jouissait de son pouvoir sur les autres qu'il manipulait avec brio. Je me suis effondrée et j'ai perdu confiance en moi. Je ne pouvais concevoir m'être trompée. Je refusais de regarder en face cette situation d'échec qui pourtant me sautait aux yeux.

J'ai enfin envisagé de partir. Il a tenté de me retenir par tous les moyens mais rien n'avait changé ; c'était chaque jour des harcèlements sans fin jusqu'à ce que j'appelle ma famille à l'aide. Au fil des années, il m'avait coupée de tout contact avec mes parents, mes frères et sœurs dont j'étais très proche, sans compter mes amies qui toutes, soi-disant, me jalousaient… j'étais littéralement prisonnière de son pouvoir, de ses manipulations et de ses multiples chantages affectifs.

Ma famille très inquiète de ne pas avoir de nouvelles, débarqua un jour au grand complet. J'étais devenue une loque tel un jouet qu'il prenait et jetait à volonté. Tous se firent du souci pour moi quand ils me virent dans cet état de léthargie proche de la dépression.

Prenant un temps de réflexion, mon guide me souffle en douceur :

« Lorsque qu'un être a donné tout pouvoir à un autre, il se crée un égrégore pouvant aspirer le plan de l'âme. La personne perd son identité, sa souveraineté, en plus de sa liberté. Plus rien ne compte que l'avis de l'autre et le don d'elle-même devient une obligation. Elle est l'esclave de cette personne psychiquement malade.

Cette jeune femme a besoin de retrouver sa force vitale. Sa mission de vie a été sacrifiée. Elle peut reprendre le dessus après un temps de repos. Elle doit sortir de la présence de cette personne toxique et de son emprise affective. Son cœur est généreux et nous l'aiderons dans cette épreuve. »

Je propose à Océane une relaxation basée sur une thématique précise, celle de reprendre confiance en elle, la priorité étant de rassembler et de recentrer ses corps subtils. Fort heureusement, elle savait ce dont je parlais. Comme je commence la séance, je m'aperçois que ses chakras sont déséquilibrés. Il lui faut de l'aide.

Après une longue relaxation, le son de ma voix se tranforme et je sais qu'au-devant de la gravité de la situation, mon guide, avec l'aide des médecins du ciel et maîtres ascensionnés, vont la prendre en charge. Je les vois se diriger vers une grotte d'améthyste d'une couleur violette très diffuse ; dans les profondeurs de celle-ci, se dresse une sorte de table en cristal aux couleurs irisées de l'arc-en-ciel. Après un temps d'adaptation à ces fréquences élevées, elle s'allonge sur celle-ci tandis que les maîtres guérisseurs se placent autour d'elle les uns après les autres. Ils sont au nombre de sept. Ils commencent à déverser sur son corps leurs rayons guérisseurs. Les maîtres ascensionnés l'entourent au niveau du chakra coronal (haut du crâne) et la zone des pieds. Ils émettent alors de puissants rayonnements d'amour incondi-tionnel. Dans ce lieu sacré, je ressens Océane littéralement irradier de lumière. Ce qu'ils entreprennent dans un court laps de temps, est difficilement descriptible. Comme les uns reconsolident ses corps subtils, les autres tissent autour de son corps une bulle de protection semblable à une membrane transparente très fine, apparemment indestructible, le temps de sa guérison.

L'un des maîtres ascensionnés s'attarde plus longtemps sur la zone de la tête en lui imposant les mains pour descendre ensuite vers la région de la nuque et des épaules lui prodiguant avec intensité ses généreux faisceaux de lumière. Un autre est à ses pieds au niveau de la voûte plantaire comme pour lui transmettre une puissante énergie d'ancrage et de réconfort.

Ils s'attardent un bon moment jusqu'à ce que l'un d'eux esquisse un geste de contentement signalant aux autres présences que le temps de guérison s'achevait. Ils partent discrètement dans une nuée vaporeuse laissant au passage l'empreinte de leur douce lumière.

Après un temps qui me paraît être une éternité, je demande à Océane de reprendre le chemin du retour. Le rayonnement de ses beaux yeux verts me fait comprendre qu'elle a vécu des instants sublimes.

— Ce sont des larmes de joie, me dit-elle en se frottant doucement les yeux. Je n'ai jamais rien vécu de semblable. J'ai fait le plein d'amour. C'est si bon, c'est divin, j'en suis bouche bée !

Elle m'exprime son ressenti pour mieux le graver dans sa mémoire puis me regarde avec une expression de joie ineffable.

— Comment est-il possible qu'en deux heures seulement, je puisse vivre une telle transformation, moi qui étais au bord de la dépression ?

J'explique qu'au fond tout dépendait d'elle. Les guides n'interviennent que si votre âme est pure et votre cœur généreux. Pour eux, votre vécu n'est qu'un incident de parcours qui a contribué à mûrir votre parcours d'évolution.

— Vous êtes transformée. Vos corps ont été purifiés et réalignés. Même si cela peut vous paraître encore irréel, vous avez été bénie par de nombreuses grâces.

Je lui suggère de trouver un nouveau lieu de vie et de couper tout lien avec cet individu malsain.

— Dès que certaines images de votre passé reviennent, n'hésitez pas à appeler les guides. Ils seront attentifs à votre convalescence – d'après ce qu'ils m'ont laissé entendre – et ils vous aideront à dissoudre les effets secondaires et éviter davantage de dommages collatéraux. Vous pouvez dorénavant reprendre joyeusement le flambeau de votre vie.

Quelques semaines plus tard, lorsque je revois Océane, j'ai du mal à la reconnaître. Elle a coupé ses cheveux. Son apparence est plus féminine et son regard illuminé.

— J'ai un nouveau travail, me dit-elle, et ma vie a tellement changé. J'ai pu retrouver tous les êtres que j'aimais. Je pratique le yoga et je suis souvent invitée. Une nouvelle vie quoi !

Elle souhaitait dans cette séance exprimer toute sa gratitude envers ces êtres lumineux qui l'ont tant aidé.

Rencontre d'une âme courageuse (II)

Août 2010

En cette fin de journée je reçois de magnifiques roses et je m'empresse de les mettre en évidence dans mon cabinet. La journée ayant été bien remplie, je m'octroie un temps de pause avant de recevoir Camille et Raphaël, le couple en souffrance.

Une douce vibration flotte dans mon cabinet. Je suis sûre qu'Aurore, leur fille décédée, ne va pas tarder à se manifester. Aux senteurs des roses se mêle un parfum jusque-là inconnu, entre l'encens et le cierge qui s'éteint… J'accueille avec bonheur cette senteur purificatrice.

Au retentissement strident de ma sonnette, je me précipite pour accueillir Camille et Raphaël, le regard enjoué. Quel n'est pas leur étonnement de me voir si gaie et si chaleureuse. Quant à eux, ils arborent des visages marqués par la fatigue des insomnies tant le chagrin les mine sournoisement.

Ils paraissent désemparés.

Sans l'ombre d'une hésitation, je leur fais remarquer les roses qu'on m'a offertes « comme par hasard » juste avant leur arrivée. Je leur explique que pour moi, c'est un signe indéniable de leur fille Aurore. En entrant dans la pièce, Camille hume l'atmosphère et se sent vite apaisée tandis que Raphaël émet un bâillement de détente tout en s'asseyant confortablement devant moi. J'ai la nette impression qu'ils attendent impatiemment ce moment de partage.

Camille m'exprime que la semaine a été plus facile pour elle et qu'elle a un léger mieux dans son temps d'endormissement. Raphaël, lui, apparaît plus décontracté pour parler de ses émotions et me donne quelques explications détaillées sur la semaine passée. Dans l'ensemble, ce qui les préoccupe le plus est le regard des autres. Camille ne supporte plus qu'on la materne. Ses collègues de travail mesurent leurs paroles pour ne pas la chagriner et l'observent du coin de l'œil en compatissant ce qui l'agace profondément. Elle veut à tout prix continuer à travailler et n'envisage aucunement de rester à la maison.

— Trop de souvenirs joyeux avec elle remplissent mon cœur, dit-elle les yeux pleins de larmes.

Raphaël garde ses marques et semble gérer la situation. Il approuve sa femme d'un hochement de tête mais, à son attitude, on peut constater combien il a peur qu'elle fasse une bêtise. Se suicider par exemple. Je leur propose de dialoguer sur la souffrance de la séparation d'un être cher lorsque mon guide intervient pour me faire changer d'avis.

« Contrôle bien leurs vortex d'énergies (chakras) et propose-leur une relaxation profonde. Ils en ont besoin l'un et l'autre. Ils

sont à bout de forces. Dis-leur également qu'ils n'aillent pas chercher de contact auprès de pseudo-médiums qui leur font payer des sommes exorbitantes. Attention, cette attitude peut être considérée comme une « violation de territoire » des plans célestes. Cela ne peut qu'entraver leur réussite de contact et les éloigner définitivement de leur fille. Les lois sont très strictes à ce sujet. »

Comme je reste perplexe par ce que je viens d'entendre, Camille se rend compte de mon état de réception et pense que c'est peut-être sa fille, Aurore, qui me parle.

— Mon Dieu, dis-je brièvement, le contact n'est pas aussi simple que vous pouvez l'imaginer.

Et j'ajoute prudemment :

— Même si cela était, je n'ai aucunement l'autorisation de vous en parler. C'est beaucoup plus subtil qu'il n'y paraît. Il vous faudra du temps et sachez aussi que cela dépend entièrement de vous.

Raphaël ne perd pas une miette de la conversation. Il semble si impatient que je propose spontanément une séance de relaxation.

— Peut-être aurez-vous quelques explications sur le sujet qui vous préoccupe maintenant. Prenez-en conscience si vous le pouvez et faîtes votre demande du fond du cœur. Il est probable que nous aurons des réponses à vos questionnements.

Je leur explique comment les guides m'inspirent durant la séance (ce qu'ils savent déjà) et qu'ils vont nous aider, l'atmosphère vibratoire de la pièce et les roses nous le prouvent déjà. Je vois bien qu'ils s'en rendent compte par eux-mêmes. En cet instant précis, un flash de lumière traverse la pièce. Je suis sûre qu'Aurore acquiesce et tente de m'approuver intuitivement mais ma vision intérieure est rapidement occultée pour que je puisse me concentrer sur la séance avec ses parents.

Tandis que la relaxation détend leurs corps de plus en plus profondément, je sens leurs esprits se libérer et s'alléger de plus en plus. Un halo de lumière blanche et dorée les entoure. Raphaël a un sourire paisible qui commence à se dessiner. Alors que je perçois des présences lumineuses de plus en plus nombreuses, j'entends la voix de mon guide, claire et limpide :

« Il est important de transmettre à ces êtres bénis une connaissance plus approfondie sur le sujet de la vie après la mort. Il est vrai qu'avant de choisir une famille, l'âme dont le désir profond est de se réincarner doit être en pleine maturité de son choix. Pour ce faire, elle est mise à contribution pour un test final. En effet, avant de renaître, elle va devoir se préparer à vivre un échantillon, dirons-nous, de ses épreuves terrestres, ce qui sera un test essentiel au même titre que le passage d'un examen. Le choix parental va être déterminant. C'est l'âme qui décide de la situation et du cheminement qu'elle va emprunter pour se réaliser et faire grandir son entourage. Nous sommes là pour l'aider à chaque étape de son évolution sur le plan divin et lui faire prendre conscience de sa force intérieure. Plus les épreuves

seront grandes et plus la foi sera forte. Elle en a été imprégnée. Notre rôle est d'aider cette âme à se fortifier d'une manière ou d'une autre.

À sa naissance, tout sera occulté comme tu le sais. Parfois certaines âmes ne quittent jamais cette sensation d'imprégnation. Toute leur vie sera dirigée vers cet appel intérieur. Pour d'autres et selon les épreuves traversées, elles peuvent devenir totalement hermétiques. Elles seront appelées à vivre différentes situations plus ou moins pénibles pour redécouvrir le meilleur d'elles-mêmes. Elles devront réapprendre à expérimenter leurs dons ainsi que les vraies valeurs de cœur avec lesquelles elles sont nées. Cependant, chacune a son libre arbitre et aucune n'est jugée sur ses actes. Quand le grand jour viendra, elles-mêmes recouvreront cette capacité de jugement. Alors, elles seront amenées à faire le bilan de leur destin terrestre. »

La séance prend une tournure qui m'est alors inconnue… je ne peux plus maîtriser mes pensées et je supplie mon guide de me les enregistrer dans la « mémoire du cœur » comme ils le disent souvent. Je désire tellement me souvenir de cette transmission. Il continue après un temps de pause. Sa voix est douce et ses paroles me pénètrent irrésistiblement.

« Lorsqu'une âme garde les empreintes de sa généalogie, elle est alourdie en quelque sorte par ce qui n'a pas été résolu. Il lui sera donné la possibilité de s'en libérer. Les réminiscences d'un manque d'amour ou d'une peur aiguë de la mort par exemple, peuvent l'amener à vivre des déficiences physiques ou psychiques qu'elle devra apprendre à résoudre avec le temps. Certaines s'en

remettent à des spécialistes qui, pour la grande majorité, n'abordent pas le plan concerné. Ainsi, ce n'est pas à grand renfort de remèdes qu'elles peuvent surmonter leurs déficiences. Une fois libérées de cette emprise, ce qui peut être parfois juste avant leur décès, elles ont notre soutien pour vivre une libération instantanée.

Après cet intermède, nous allons te transmettre ce qu'il est nécessaire pour ces parents bénis de connaître. Leur fille a atteint des plans vibratoires élevés. Il leur sera donc demandé de faire un parcours d'allègement de leurs pensées, de renforcer leur foi et de prendre confiance en eux s'ils veulent établir un vrai contact. Nous t'indiquerons le chemin à suivre si tel est leur désir profond. Ils peuvent faire avancer le travail et prendre conscience que, durant le temps de sommeil profond, ils sont avec elle. Aurore les attend chaque soir. Un amour pur de filialité noble les unit. C'est un excellent moyen d'accoutumer leurs corps énergétiques aux vibrations des plans supérieurs. Il est fort probable qu'ils ne se souviendront de rien, du moins dans les premiers mois durant leur temps de guérison. Le chemin de la « mise en relation » avec leurs guides protecteurs est essentiel. Sans eux, nous ne pouvons les aider. La maman doit purifier son esprit des idées sombres qui l'envahissent. Elle doit encore faire des efforts et venir se fortifier à notre contact par la prière ou la méditation. Sache qu'ils sont aimés et bénis… nous les avons soignés durant la séance. Qu'il en soit ainsi ! »

Alors que nous venons de terminer la séance, Camille m'annonce fièrement – en s'étirant langoureusement –

qu'elle n'a jamais aussi bien dormi. Son mari, Raphaël, est bouleversé. Il a gardé le souvenir des lumières guérisseuses qui jaillissaient de toute part autour de son corps. Il n'en croyait pas ses yeux et se sent merveilleusement bien.

Je constate que les paroles transmises ont été entendues dans leur subconscient et que par conséquent tout va pouvoir être intégré au plan énergétique.

Rencontre d'une âme courageuse

(III)

Septembre 2010

Camille et Raphaël, les deux inséparables – je pense aux oiseaux bien entendu – sonnent à ma porte d'entrée. Leurs visages arborent un sourire confiant tandis que je les accueille chaleureusement. Nous sommes devenus complices et éprouvons, à nous trois, une grande joie à partager ce moment privilégié. Une rose unique, de couleur rose-pastel légèrement saumonée (rose préférée de ma mère céleste), décore mon bureau.

Camille va de mieux en mieux malgré les douleurs de son dernier marathon. Ils se sont remis à la course à pied depuis peu (comme par hasard). Cela les aide incontestablement à évacuer la souffrance du décès de leur fille Aurore qui, elle-même, était une excellente athlète.

Les ressentant en condition, je leur propose d'envisager un thème pour cette nouvelle séance. Ils me regardent indécis et avouent qu'ils s'en remettent à mes guides. Se remémorant la séance précédente, Raphaël saute sur l'occasion pour demander s'il peut revivre une autre guérison avec les lumières.

— Comme la précédente, vous vous souvenez ? dit-il d'une voix convaincante et il ajoute : j'étais si bien que cette sensation de bien-être a duré plusieurs jours, vous y croyez !

Je suis stupéfaite par l'efficacité des premiers résultats et je ne peux qu'en remercier leurs guides. Nous sommes prêts pour la relaxation.

Celle-ci s'effectue sans difficulté. Leurs corps répondent à ma voix et se détendent de plus en plus rapidement. Je les mets alors en contact avec leurs guides respectifs.

L'atmosphère de la pièce est légère. Un parfum frais et subtil se répand dans l'air. J'entends la voix douce et limpide de mon guide (en compagnie de nombreux autres êtres célestes). Il semble fort satisfait. Les phrases se succèdent les unes aux autres sans que je puisse intervenir mentalement. Jamais je n'ai forcé une écoute intuitive. Si le cas est urgent, tout est déjà anticipé. Il me suffit d'ouvrir mon cœur et je m'entends parler, sans réfléchir. Les présences de lumière autour de nous me rassurent délicieusement.

« Les prières et les pensées d'amour vous unissent avec les êtres chers désincarnés. Elles offrent l'énergie vibratoire nécessaire à vous relier au plan céleste d'où les guides vous entendent. Le départ d'un enfant en bas âge est le signe d'un long travail de reconstruction pour les parents. Ils doivent s'unir d'une force d'amour inconditionnel pour surmonter cette lourde épreuve. Aucun enfant n'est abandonné. Ils sont acheminés par les présences angéliques dans un lieu que l'on pourrait qualifier de « pouponnière ». Les guides spécialisés prennent le relais et

poursuivent les enseignements appropriés. Selon le temps de sa vie sur terre, selon la force des sentiments de ses parents et fratries, l'âme de l'enfant reçoit parfaitement les fluides d'amour dont il se nourrit, exactement comme sur le plan terrestre. Il arrive qu'une âme fasse un bref parcours dans la vie intra-utérine et qu'elle quitte son corps peu de temps avant (ou après) sa naissance. De nombreux parents sont démunis devant un tel évènement. S'ils réussissent à dépasser cette terrible épreuve, alors il y a de grandes chances que l'âme désire retourner dans cette même famille, attirée par sa puissance d'amour inconditionnel.

Si un jeune enfant (ou un jeune adulte) décède par accident, le pardon est essentiel car personne n'est vraiment responsable d'un tel évènement. Une fois cet acte conscientisé et mûri, alors il est essentiel pour les parents de pardonner à ce petit être qui a quitté le plan de la terre si rapidement. Pardonner, c'est aussi être à l'écoute de sa destinée, l'accueillir à juste titre, comme une libération et non pas comme une fatalité. Ces âmes sont souvent en « fin de programme ».

Nous semblons nous répéter mais apprenez à vivre le pardon. Il est tellement libérateur pour l'âme qui est montée et certainement autant pour les parents proches. L'âme du jeune défunt a été éloignée des siens et n'a donc aucun soutien en provenance de la terre dans un tel cas. N'oubliez pas qu'elle arrive fragilisée par les chagrins des proches. Elle ne comprend pas ce qui lui arrive dans un premier temps. Si elle sombre dans l'oubli – sachez que trop de chagrin l'éloigne – elle va errer à la recherche de ses parents, de ses frères et sœurs ou de ses compagnons de jeu.

L'unique lien qui la relie à vous, ses proches, est une vibration précieuse comparable à un cordon de lumière la rattachant à la source d'amour qui vibre dans vos cœurs. Là, elle peut vivre pleinement et se nourrir de ce sentiment de plénitude où la séparation est inexistante. Alors commence un vrai chemin de guérison. C'est dans cette phase que nous intervenons.

Aurore est en effet très occupée à la « pouponnière ». Ne désirait-elle pas vivre et travailler dans l'humanitaire auprès de jeunes enfants orphelins. Cette occupation la comble et elle rayonne d'une joie profonde. Elle embrasse tendrement ses parents et les encourage à poursuivre leur chemin dans la foi et la sérénité d'un vrai contact qu'elle souhaite tout autant qu'eux. »

La séance s'achève sur cette pensée radieuse qu'Aurore est heureuse sur son plan d'amour et s'épanouit dans ce merveilleux travail d'accueil des jeunes âmes (nouveau-nés et petits enfants) en souffrance d'abandon et de rejet.

Camille a continué à dormir malgré son désir de rester éveillée. Elle captait ici et là des informations. Quant à Raphaël, il rayonnait dans une belle lumière bleutée, le cœur rempli de grâces et de bénédictions divines. Lui savait qu'Aurore réalisait ce qu'elle avait toujours souhaité : aider les enfants !

L'accompagnement autorisé

Un jour viendra où chacun d'entre nous sera agréablement révélé lors de la traversée du grand océan de lumière. Le voile se lèvera et chacun sera à même de reconnaître son chemin. Ce sera comme un retour à la maison où toute votre grande famille spirituelle sera là pour vous accueillir.

Je me souviens d'un évènement riche en émotions et qui marquera les annales de mon passage sur terre.

J'étais en pleine thérapie lorsque je reçus un appel d'urgence d'une de mes sœurs de Normandie. D'une voix sombre et balbutiante, elle m'annonça que ma mère n'avait plus que quelques heures à vivre. Son état empirait et son agonie avait commencé. Ma famille proche de Paris avait été appelée d'urgence à son chevet tandis que je me trouvais à un bon millier de kilomètres de là. Le temps était compté, aussi décidai-je d'annuler tous les entretiens de la journée. Sans perdre une seconde, je m'allongeai sur ma table de relaxation et plongeai dans une profonde expansion de conscience.

Du plus profond de mon cœur, je suppliai mes guides (je les ai tous appelés en même temps) de me donner des instructions. Je luttais désespérément pour rester calme, détendue et surtout relaxée. À cette époque, Mimi était là et partageait une des pièces de mon cabinet. Elle n'hésita pas à intervenir en me faisant un massage crânien qui agit comme un baume de pur bien-être dont elle seule avait le secret.

Je désirais tant revoir ma mère, me transporter près d'elle pour lui dire que j'étais là et qu'elle pouvait partir sereinement. Je me souvenais brièvement du nombre de fois où elle m'avait doucement prévenue que son corps n'en pouvait plus et que bientôt elle partirait. Mais je ne pouvais le concevoir. Ma mère était immortelle pour moi, comme pour tant d'autres et je l'aimais profondément.

Souvent, je plaisantais à ce sujet lorsque je la voyais travailler de nombreuses heures à son jardin. Je l'adorais et lui vouais une profonde admiration. Elle, qui avait traversé tant d'épreuves lors de la seconde Guerre mondiale et su se battre si courageusement à ses risques et périls pour sauver de nombreuses personnes en péril... elle, qui allaitait à ma naissance un autre bébé qui allait mourir... elle, que je ne pourrais plus appeler Maman...

Alors que tant de souvenirs m'envahissaient brutalement, je laissai mon cœur s'enfoncer dans le chagrin, n'ayant plus la force de réagir. Mes guides me portèrent « littéralement » vers une montée de fréquences jamais atteintes auparavant.

Enveloppée d'une nuée de lumière violette et rose, je me vis traverser des nuages scintillants où dansaient de fines particules de lumière dorée. J'eus la sensation qu'un voile de brume se levait. Je me trouvais en présence de mon guide attitré. La douceur de son visage bienveillant me rassura. Autour de moi, des êtres de lumière m'enveloppaient d'un puissant rayonnement de protection, similaire à un projecteur de laser. Très vite, ils établirent le contact avec ma mère.

Son corps terrestre si frêle, ne tenait qu'à un fil. Ce dernier flottait dans l'air comme accroché à un cordon lumineux. Ce mince fil d'or qui la rattachait encore à son corps physique pouvait-il être la conséquence du chagrin des êtres proches qui l'entouraient ?

Me débattant pour libérer les émotions de cette vision douloureuse, mon guide vint à la rescousse et me prenant par les épaules, me dirigea vers un escalier de cristal blanc irisé. Je n'étais pas autorisée à le suivre si je sombrais, c'est pourquoi il fallait à tout prix que je maîtrise mes états émotionnels en cet ultime moment. Du haut de l'escalier, je pouvais voir son lit d'hôpital entouré par l'ensemble de la famille et mon père en larmes, courbé sur son lit, lui tenant la main comme pour la retenir.

Je pressentais déjà que son âme n'était plus dans son corps mais qu'elle survolait ce lieu comme un dernier au revoir aux êtres chers.

Toujours accompagnée de mon guide, je continuais à monter l'escalier de cristal. Celui-ci m'amena sur un autre plan vibratoire dans un lieu sacré. Lieu, que j'avais coutume de visiter dans mes visions intérieures lors de mes séances de relaxation. L'atmosphère était d'une grande pureté. Je ressentais des effluves de grâce et d'infinie tendresse émanant des êtres de lumières qui m'accueillaient d'un sourire paisible. Leurs énergies d'amour me transperçaient littéralement. Je devenais eux, ils étaient moi. Je ne pouvais imaginer un instant que le moment fatidique était arrivé. Ils m'inspirèrent et m'enveloppèrent de leur bonté en me disant que le moment était venu pour ma mère et que je pouvais l'accompagner jusqu'aux plans supérieurs autorisés si mon cœur le désirait ! Ils me confirmèrent que je connaissais le chemin et qu'à aucun moment je ne devais avoir peur. Je n'osai les remercier tant j'étais pleinement imprégnée de gratitude.

Ma mère adorée, ainsi je pouvais l'accompagner… moi, sa fille Françoise !

Je ne fixais déjà plus mes pensées. J'étais dans une expansion de conscience avancée. Mon corps flottait et je vivais intensément cette autre partie de moi-même si légère et pleine d'amour. On m'enveloppa d'un immense cocon de lumière blanche et dorée comme pour me maintenir dans cet état d'expansion tout en m'aidant à monter mes fréquences adéquates aux hauts plans vibratoires.

À peine réalisai-je que j'étais en train de flotter dans ce bain d'amour que ma mère m'apparut, toute heureuse de me voir, l'air légèrement guilleret ! Me remerciant d'être venue, elle ajouta qu'elle ne souffrait plus et qu'elle se sentait très légère, elle aussi. Je lui pris la main et lui dis qu'on m'avait autorisée à faire un bout de chemin avec elle et de me suivre sans me questionner.

« Maman, lui dis-je d'une voix complice, s'il te plaît, ne te retourne pas. Nous allons voir ton père (qu'elle adorait) et ta mère (décédée lorsqu'elle avait 9 ans, suite à un accouchement). »

Elle paraissait radieuse. De mon côté, je n'avais aucune idée jusqu'où je pouvais l'accompagner. J'avais bien entendu et lu certains récits au sujet des gardiens du temple… mais n'ayant ni la force ni l'envie de penser, je me laissais littéralement guider comme propulsée par un flot d'énergies surpuissantes.

Nous traversâmes des lieux magnifiques, d'une beauté extraordinaire, totalement inconnus à un esprit terrestre. Les couleurs qui nous entouraient étaient plus belles encore que celles que nous pouvons imaginer … je ne cessais de lui dire combien j'étais heureuse d'être là.

Les guides me rassuraient par leurs présences aimantes ; je me laissais porter. Nous pénétrâmes dans une spirale d'or et fûmes toutes deux aspirées à grande vitesse. Je ne lâchais toujours pas la main de ma mère. À ce niveau de conscience on parle de main symbolique liée au plan de l'éther, bien sûr ; elle paraissait sourire, puis au bout d'un certain temps, qui me parut un siècle, nous arrivâmes sur les berges d'un grand océan de lumière. Il y régnait une grande paix dont nous étions baignées. Ce lieu apparaissait si réel et si vivant. Des voiles de brumes dorées dessinaient une sorte de porche de lumière qui tapissait l'horizon…

Je sus alors que je devais la laisser partir. Tout était si beau… si pure… si serein.

Tandis qu'elle s'éloignait doucement aussi frêle et légère qu'une plume dans le vent, je me souviens lui avoir crié de joie :

« Ils sont tous là… ils t'attendent… je t'aime Maman ! »

Je continuais à vibrer intérieurement, littéralement aimantée par l'intensité de l'amour qui m'enveloppait… aucun de nous ne pourrait résister à ce spectacle grandiose et solennel… Je suppliais les guides qui m'entouraient gracieusement de pouvoir y rester encore un petit moment.

J'avais l'impression d'irradier littéralement, mon cœur était près d'éclater tant la lumière d'amour était intense et d'une immense douceur. Je n'avais jamais rien vécu d'aussi beau même en séances ; cela m'était destiné…

Je tentais une nouvelle fois de les convaincre du plus profond de mon cœur.

À cet instant précis, ils m'annoncèrent que ma mère avait remis son dernier souffle. Cela signifiait qu'elle avait atteint son but et pu passer de l'autre côté, son cordon de lumière étant rompu… elle s'engageait dans la traversée du grand tunnel. Une intense émotion de chagrin m'envahit et me troubla. Cette pensée m'entraîna instantanément à revenir doucement dans mon corps…

Non, je ne rêvais pas.

Pendant quelques minutes, les guides restèrent près de moi. La phase d'initiation semblait se poursuivre…

« Il viendra un temps où tu pourras exprimer ce que tu as vécu. Nous te guiderons pour cela. Prends soin de tes enfants car ils

sont très attachés à leur grand-mère... Repose-toi maintenant le temps de reprendre tes sens... nous allons t'observer et être présents quand tu le souhaites pendant ce temps de guérison. Le plan cellulaire de ton corps physique doit se réadapter à la vibration terrestre. Endors-toi maintenant... nous t'aimons et nous te bénissons. »

Alors que je me réveillais, je me mis à grelotter de froid tout en imaginant d'un seul jet la traversée des plans vibratoires que je voulais mémoriser à tout prix. Je n'éprouvais aucune envie de me confier à mon entourage. Ma meilleure amie, Mimi, me serra chaleureusement dans ses bras.

J'étais loin d'imaginer que dix ans plus tard, elle partirait, elle aussi, dans sa cinquantième année.

Mission de l'au-delà

Septembre 2010

Jade, la sœur d'Aurore entra, toute timide, se demandant pourquoi ses parents avaient pris un rendez-vous pour elle. Comme je l'observai attentivement, elle commença à scruter chaque détail de la salle de consultation. Je n'avais aucune idée de la manière dont ses parents m'avaient présentée à ses yeux mais je sentais bien qu'il fallait la rassurer.

Le téléphone sonna, ce qui lui permit d'avoir un temps de réflexion pour se sentir à l'aise. Quand j'eus terminé, elle me regarda de ses grands beaux yeux bleus comme si j'étais une extraterrestre.

Jade est une belle jeune fille, grande et mince, d'allure raffinée même si son pantalon jean est dépareillé avec un superbe sweet-shirt à la mode. Cependant, je la ressens extrêmement fragile, comme perdue dans ses pensées. Après un long temps de réflexion, je lui pose plusieurs questions sur sa vie, quel est le choix de ses études, si elle a un petit ami. Elle prend de l'assurance au fur et à mesure des réponses qu'elle me prodigue et je la sens se détendre et se mettre doucement en confiance.

Puis elle intervient soudain, sans que je m'y attende, d'une voix d'outre-tombe :

— J'ai l'impression d'être coupable de rester en vie… j'aurais préféré que ce soit moi qui décède plutôt que ma sœur.

Sa voix est résignée. Les larmes ne sont pas loin. Il me faut agir vite et appeler mon guide à l'aide.

— Tu sais, tu peux me tutoyer si tu n'y vois pas d'inconvénient, lui dis-je pour établir un contact plus amical entre nous. Je ne crois pas que ce soit une bonne idée de t'alourdir d'un tel poids. Il est tout à fait normal que tu traverses cette période douloureuse à condition qu'elle ne dure qu'un court laps de temps. Tu es encore en deuil actuellement et j'ai l'intime conviction que ce sont tes peurs qui prennent le dessus. Vois-tu notre mental/émotionnel est très puissant quand il s'agit de mettre en place des situations de guérison, surtout en phase de deuil. Et puis, ne te sens-tu pas responsable de ne pouvoir aider ta mère à en sortir, plutôt ? N'as-tu pas un sentiment de culpabilité surtout qu'elle se plaint toujours qu'elle n'a plus envie de vivre depuis le décès de ta sœur ?

Je reprends d'une voix douce comme pour consoler une enfant. Après tout elle n'avait que 16 ans lors de l'accident.

— Dis-toi que si tu ouvres ton cœur, ton amertume se transformera aussi vite qu'elle est venue. À ton âge, tu es capable de prendre le dessus et surmonter un tel chagrin. Tu as le droit de te sentir joyeuse et pleine de vie. C'est même un devoir pour une jeune fille de ton âge. Ne m'as-tu pas dit que tu avais un petit ami ? Quel âge a- t-il ? Es-tu soutenue par lui ?

Elle me confie qu'elle s'en moque, qu'elle a souvent tendance à déprimer et que malgré ses tentatives pour se changer les idées, elle se laisse aller de plus en plus.

Je l'écoute avec attention, elle m'explique avec conviction :

— De toute façon, je n'ai pas le choix... à la maison, ce n'est pas drôle. Si je ris d'une connerie à la télévision, c'est un véritable sacrilège. Maman ne tolère pas qu'on puisse être joyeux une seconde, elle qui pleure tout le temps ! Je n'ose plus rien lui dire de peur de l'agacer, ni sur mes amies ni sur mes études. Elle est dans son monde et personne ne doit la déranger sinon cela empire. Avec Papa, c'est différent, nous jouons parfois au tennis et lui au moins s'autorise à rire, de temps à autre. Je sens que ça lui fait du bien de sortir de la maison.

Alors je lui commande d'une voix ferme et vibrante :

— Il est indispensable que tu te libères du chagrin de ta mère. Il ne t'appartient pas. Toi tu as le tien et c'est bien suffisant. Tu peux comprendre celui de Maman sans pour autant le vivre. Tu n'es pas sans savoir qu'il y a une certaine pudeur à respecter. On peut l'aider à déposer son vieil habit endeuillé pour se vêtir d'un costume plus lumineux, là où l'attend une vraie sérénité. Le temps agirait généreusement si on lui montrait le chemin... *(temps de pause)*... et nous pourrions y contribuer ensemble... en quelque sorte, lui tendre la main pour s'élever vers des plans vibratoirement plus élevés afin qu'elle aussi apprenne à se nourrir de la vraie lumière du pardon, si elle le désire, bien entendu !

J'insiste beaucoup sur la notion du pardon car vivre un deuil quel qu'il soit passe par cette phase indispensable de pardonner à l'autre d'être parti et de se pardonner à soi-même de n'avoir pas pu le sauver.

— Souhaites-tu expérimenter une séance de relaxation ? demandé-je, tout en lui faisant entendre que plus son cœur s'ouvrirait à la joie d'être elle-même et plus le chemin serait juste pour elle. Comme le disent souvent les guides, tout est dans l'intention.

Sans hésiter une seconde, elle hoche la tête en signe d'acquiescement.

En s'allongeant sur la natte de relaxation, elle semble déjà plus détendue et sereine, curieuse de découvrir ce qui l'attend.

Une fois son corps relaxé, je lui laisse le temps de ressentir et de s'imprégner de la douce chaleur lumineuse qui l'enveloppe, veillant toutefois à ce qu'elle ne s'endorme pas. Le contact avec son guide de lumière se fait instantanément. Jade ouvre son cœur et se laisse entraîner par les flux lumineux des plans supérieurs.

Elle m'avouera par la suite qu'elle a traversé des lieux très « ensoleillés » et a été surtout impressionnée par des êtres de grande taille qui brillaient autour d'elle comme des étoiles. Elle me confie qu'à aucun moment elle n'a eu peur et qu'elle ne s'est même pas posée la question tellement elle se sentait en paix.

— Comme j'aimerais que Maman puisse vivre cette expérience. Ce serait merveilleux pour elle. Croyez-vous qu'elle puisse y parvenir un jour ?

Je lui explique que c'est une question de temps, que si sa maman désire vraiment lâcher sa souffrance, ce sera fort probable. Pour l'heure, elle doit se concentrer sur elle-même et je l'incite à reprendre le courant des belles choses de la vie qu'une jeune fille de son âge peut rêver de vivre.

Puis j'ajoute que si elle se sent bien dans sa peau, sa mère ne pourra que s'en réjouir et être tentée de faire la même chose – apprendre à ouvrir son cœur de lumière – tel est notre objectif commun !

Protection de l'au-delà
(I)

Octobre 2010

Comme j'accueille chaleureusement Jade, elle glisse un regard de satisfaction dans la salle de consultation, ne pouvant réprimer un sourire. De toute évidence, elle paraît heureuse d'être là. Malgré son allure svelte et dégingandée, elle me semble si frêle et si fragile avec son visage angélique et ses longs cheveux blonds. Je souhaite mieux la connaître. Elle souffre de solitude et je veux comprendre quels sont les mécanismes d'autoprotection qu'elle a mis en place au vu de sa situation familiale qui ne doit pas être rose tous les jours.

Elle prend la parole avec un sourire gêné :

— J'aimerais vous poser une question par simple curiosité. Serait-il possible de revivre ce que j'ai vécu la dernière fois ?

— Je peux comprendre ton désir, dis-je calmement. Mais sache que chaque séance est différente de la précédente. Seul ton guide intérieur peut décider de ce dont tu as besoin maintenant. Sincèrement, je pense que tu avances à pas de géants. On a l'impression que tu as pratiqué cette technique maintes fois. Raconte-moi plutôt quels ont été les effets de la dernière séance sur ton moral ? Ensuite, si tu le veux bien, je vais contrôler tes chakras (vortex d'énergie) et m'assurer qu'ils sont bien alignés avant de commencer une autre séance.

Puis me souvenant d'une chose importante, je poursuis :

— As-tu eu l'occasion de dialoguer avec ta mère ou ton père au sujet de notre dernier entretien ?

— Ma mère, pas vraiment, me répond-elle d'une voix résignée, je pense que cela l'aurait trop bouleversée mais… apparemment elle semblait contente de voir que j'étais ravie. Elle m'a même jeté un sourire complice que je n'ai pas bien compris. Sincèrement, je n'ai pas eu le courage de lui raconter mon expérience contrairement à Papa. Il était impatient d'avoir des détails et je me suis empressée de tout lui dire. On a bien discuté, dit-elle d'un air réjoui ! Vous savez, lui aussi m'a avoué qu'il avait vu des flashs lumineux. Vous pensez vraiment que j'arriverais à rencontrer ma sœur ? s'exclame-t-elle, portée dans un élan du cœur. Vous croyez qu'elle est là et qu'elle m'entend ? poursuit-elle en regardant avec curiosité la pièce de haut en bas ?

Je souris à l'idée qu'elle venait ici pour ouvrir son cœur d'enfant dont l'innocence venait d'illuminer son regard, l'instant d'une seconde. L'enfant intérieur en elle a toutes les chances d'entrer en contact visuel avec sa sœur céleste, Aurore. Peut-être lui autorisera-t-on un jour de dialoguer avec elle ?

Je marque une pause tandis que Jade boit à petites gorgées le verre d'eau bien fraîche, mis à sa disposition sur le bureau.

À cet instant même, je reçois une vision médiumnique d'Aurore qui me laisse perplexe. Cela concerne Jade sans aucun doute :

« Ma sœur doit être prudente en scooter, cela fait deux fois que je viens de lui éviter un accident. Je peux la protéger bien sûr à condition qu'elle ne soit pas toujours la tête dans les nuages. Dites-lui combien je l'aime... puis elle ajoute : pour les roses, c'est bien moi mais pourquoi mes parents ont-ils tant de mal à comprendre que je suis bien vivante ?... Puis la voix devient plus faible presque inaudible... et pourtant si vous saviez toute l'aide que je reçois pour eux. J'espère qu'ils le réaliseront un jour. Merci pour tout ! Je vous aime aussi beaucoup. »

M'interrogeant du regard, Jade n'ose couper le fil de mes pensées. Elle sait intuitivement que je viens de recevoir une information et se demande si c'est de sa sœur ou pas !

— Dis-moi Jade, as-tu eu un problème en scooter ? T'es-tu sentie en danger récemment au retour du collège ?

Elle me regarde interloquée, à mille lieues d'imaginer que je puisse être au courant de ce qui lui était arrivé. Ça lui semblait incroyable !

— Euh... oui... mais... comment vous pouvez savoir ça ? Je n'en ai parlé à personne et surtout pas aux parents. Ils auraient été fous d'inquiétude, s'exclame-t-elle toute bouleversée par cet interrogatoire.

Puis marquant un temps de pause, elle reprend :

— C'était après l'orage, j'avais froid et j'étais fatiguée par une longue journée de cours et je n'avais qu'une envie, celle de rentrer au plus vite à la maison. D'habitude, je suis hyper prudente surtout s'il y a des feuilles mortes sur la chaussée… mais là, j'ai dû freiner brutalement et j'ai dérapé. Mon scooter s'est mis à chavirer sur le côté, m'emportant vers le sol de tout son poids. Dans mon angle de vue sur ma droite, j'ai aperçu en une fraction de seconde un énorme camion-citerne qui arrivait droit sur moi. J'ai juste eu le temps de réaliser que si je tombais… il n'aurait pas le temps de freiner. Aussi, de tout mon cœur, j'ai appelé Aurore. En un court instant, je dirais même à la vitesse lumière, le scooter s'est rééquilibré et a repris sa route en zigzagant. J'ai pu reprendre le contrôle de ma bécane et maintenir mon équilibre. Je vous jure que cela tenait du miracle… je n'ai rien compris ! Connaissant bien la conduite de mon engin, quand vous glissez ainsi en dérapage, vous ne vous rattrapez pas.

Comme je la regarde droit dans les yeux, je suis émue par son sentiment d'insouciance. Appuyant consciemment sur chacun de mes mots, je lui confirme l'intervention de sa sœur ainsi que son appel à la vigilance, notamment au sujet de sa conduite. Toutefois pour ne pas l'effrayer, je décide de lui donner deux ou trois conseils :

— Avant même de démarrer, prend un temps de pause et fais le vide dans tes pensées. Quelques secondes suffisent pour t'envelopper avec ton scooter dans une bulle de lumière protectrice. Ta conduite n'en sera que plus aisée et tu pourras constater la différence par toi-même. Tu t'étonneras d'être plus attentive face à la folie des conducteurs ; ceux qui, par exemple, freinent pour un rien ou qui mettent leur clignotant à l'opposé de l'endroit où ils tournent. C'est une manière d'attirer à toi les protections des plans supérieurs. Elles te seront indispensables à tout moment.

Jade commence à recouvrer ses esprits. Je la sens hésiter entre l'amusement et la stupeur de ce qu'elle vient d'entendre. Elle me dévisage d'un air abasourdi, n'en croyant pas ses oreilles. Les pensées se bousculent dans sa tête, j'imagine ! Encore sous l'emprise de cette révélation, Jade me regarde attentivement. J'attends un instant qu'elle reprenne ses esprits avant de lui proposer une relaxation. Après tout, cela doit être une urgence pour que sa sœur intervienne de la sorte. C'est bien la première fois que cela m'arrive. J'ai l'intime conviction que cette belle âme va jouer un grand rôle dans l'œuvre de guérison entreprise auprès de sa famille en souffrance.

La séance se déroule dans une atmosphère paisible, douce et sereine tandis qu'un léger parfum de rose et d'encens flotte dans la pièce.

Jade vient de parcourir rapidement les premières phases d'élévation vibratoire. Je suis impressionnée par la manière dont son chemin s'est tracé. Déjà, elle atteint les plans supérieurs les plus élevés sans que j'intervienne de manière audible et avec un tel naturel que cela m'interpelle. Je la ressens vivre une expansion de conscience nettement plus intense que la précédente.

À la fin de la séance, Jade sourit aux anges. D'une voix enjouée, elle me décrit avec une certaine impatience ce qu'elle vient de vivre :

— Au début, j'avais une sensation de lourdeur généralisée dans mon corps tout entier... je ne pouvais plus bouger mes membres... ma tête non plus, comme si je n'avais plus la force de réfléchir... je me souvenais juste de vos conseils d'inspirer une douce lumière dorée... puis... je me suis sentie partir, m'envoler avec une incroyable légèreté... c'était irrésistible... je pénétrais dans des brumes lumineuses avec aisance. Au fond de moi, je ne sais pas comment l'expliquer... je sentais qu'Aurore n'était pas loin... j'étais remplie d'une immense confiance et ça peut paraître ahurissant, je me sentais protégée, aimée, « chouchoutée » est le vrai mot... Et puis, je n'avais plus aucun désir, tout était instantané. J'étais comblée ! murmure-t-elle comme si c'était la chose la plus naturelle du monde. J'en éprouve une joie profonde.

(À l'instant même où j'écris ces lignes, me remémorant la scène, un joli papillon vint me rendre visite dans mon salon, tournoyant autour de mon ordinateur pour repartir vers le jardin. Le sourire aux lèvres, je remercie intérieurement Aurore.)

En cette belle fin de journée, surtout après la séance de Jade, j'éprouve le besoin de faire une promenade et je laisse mes pas me guider vers le Jardin anglais. Situé juste derrière l'horloge fleurie, ce magnifique parc donne sur les quais de la rade. Comme j'avance dans une allée bordée de bouquets de roses anciennes aux multiples couleurs, je reprends avec enchantement, contact avec ma réalité. En cette fin d'après-midi, les roses s'épanouissent sous les derniers rayons du soleil, dévoilant leurs délicats pétales aux senteurs parfumées. Le jardin en est embaumé. J'hume amoureusement ce parfum exquis qui me tient compagnie le temps de ma promenade.

À mes pieds, le lac Léman étincelle de ses belles couleurs d'un bleu cobalt profond ; lui aussi semble s'étirer langoureusement comme pour se nourrir des derniers éclats du soleil. À l'horizon, le massif du Jura contraste par son allure puissante et robuste.

Il semble vibrer légèrement sous les derniers rayons marbrés du couchant.

Je m'imprègne de ce spectacle grandiose et reposant, un vrai plaisir des yeux.

Protection de l'au-delà
(II)

Novembre 2010

À l'allure plus enjouée que jamais, Jade entre dans mon cabinet l'air épanoui me laissant entrevoir une certaine excitation. Embrassant d'un regard mystérieux la salle de consultation, elle s'étire langoureusement dans un soupir de détente, et prend place sur son fauteuil préféré, face au mien.

Pendant que je l'observe attentivement, son regard croise le mien avec un sourire malicieux. Elle lève la main droite comme pour interrompre une conversation invisible et me demande abruptement :

— Quand je songe à tout ce que j'ai vécu chez vous, ça me paraît tellement irréel. Parfois le soir, j'essaye de repenser à tout cela. Vous savez, j'ai, malgré tout, une partie de moi qui doute !

Puis elle ajoute avec empressement tout en avalant une gorgée d'eau fraîche :

— Est-il possible que ce soit purement et simplement le fruit de mon imagination ?

— En voilà une bonne question, lui dis-je. C'est plutôt bon signe, et dans un sens, parfaitement naturel de songer que tu aurais pu inventer toutes ces visions.

Elle est abasourdie par mes compliments auxquelles elle ne s'attendait pas.

— Comme je te l'ai expliqué lors de notre première séance, la visualisation créatrice est comparable à un apprentissage. Il faut donc la développer et la pratiquer régulièrement. Il est vrai que certaines personnes sont plus douées que d'autres ; tu l'es particulièrement et je n'en suis pas surprise, contrairement au doute que tu émets.

Jade semble intriguée et me demande de poursuivre.

— En fait, tu ne fais que reconnaître un état naturel. En l'occurrence, c'est l'esprit de ton cœur qui agit et accueille toutes ces informations sans aucune résistance car elles sont justes pour toi. N'oublie pas que ton guide est toujours présent. Non seulement il joue un rôle protecteur mais c'est aussi ton accompagnant.

Comme elle paraît vouloir connaître le fond de ma pensée, je poursuis :

— Dans ta phase de réception, ton esprit intuitif agit en résonance avec ton guide, indépendamment des images mentales, de telle sorte que tu vis ta propre réalité en totale harmonie avec tes sentiments. Si tu veux, j'irai plus loin en t'affirmant que tout dépend de l'évolution spirituelle d'une personne. Plus celle-ci est élevée et plus perceptibles sont ses visions intérieures.

De plus en plus intriguée, Jade me demande comment en général le vivent les autres personnes.

— C'est très différent d'une personne à l'autre. Heureusement, dans un certain sens, personne n'a la même âme ni le même guide et chacun suit son propre chemin d'évolution. Mais la plupart n'ont pas tes dons. Certains doivent automatiquement passer par une phase de dédoublement pour des raisons de lâcher-prise et de peur de perte de contrôle. Tu vois, je dois m'adapter à toutes les circonstances. Mon rôle est de leur apprendre à vivre chaque étape initiatrice au niveau de leur ressenti, leur enseigner l'écoute de leur intuition ce qui est primordial pour les mettre en confiance afin qu'ils se sentent en sécurité. C'est aussi une forme de protection pour eux et nous pouvons le comprendre. D'une séance à l'autre, ils sont rassurés par la présence de leur guide protecteur et finissent par s'ouvrir à leur vraie nature. Tout est une question de temps.

— Alors vous pensez vraiment que tout cela est juste et bien réel pour moi ? lance-t-elle encore indécise.

— Tu veux vraiment mon avis ? lui dis-je en souriant. Toi, tu es naturellement douée et tu as une adaptabilité exceptionnelle aux différents niveaux vibratoires. Très vite, je m'en suis aperçue, c'est pourquoi tu as pu atteindre rapi-dement des plans de conscience supérieurs. En t'accom-pagnant, je ressens ce que tu vis.

— Mais, pourquoi c'est plus simple pour moi que pour d'autres ? demande Jade, étonnée par cette révélation.

— Cela signifie que tu es préparée depuis toute jeune. Ton âme était prête et ton cœur d'enfant a été préservé grâce à tes parents, je pense. La prière est essentielle, elle prépare le terrain, si tu veux.

Jade regarde le petit ange en porcelaine qui trône sur mon bureau et le prend dans ses mains. Tout en le caressant, elle me demande, l'air songeur :

— Mais dites-moi, ceux qui ne prient pas, comment peuvent-ils y parvenir ? Il y a tellement de gens athées à notre époque.

— C'est bien là le problème. Tu sais, de nos jours, les êtres ont tendance à aller rechercher à l'extérieur ce qu'ils souhaitent à l'intérieur au plus fond d'eux-mêmes. Malheureusement ils n'en n'ont pas conscience. Tu as pu constater par toi-même et de manière fulgurante, l'énergie d'amour de ton guide. Il t'a nourrie, protégée et tu étais pleinement comblée, t'en souviens-tu ?

Elle hoche la tête en accueillant ce souvenir mémorable.

— La prière ou méditation est avant tout basée sur une intention positive dont l'intensité va ou non ouvrir ton cœur de lumière. Même si tu es non croyante, tu peux vivre une vie intérieure intense, tu n'as pas besoin de croire systématiquement en une religion. La vraie religion de chacun est celle de l'amour. Cet amour inconditionnel que tu as reçu de ta source divine.

Ton guide est connecté à cette source qui est l'essence même de ton âme.

— Ça me parle bien ce que vous dites, murmure-t-elle, prenant soudain conscience de la chance qu'elle a eu d'avoir cette ouverture.

— Aujourd'hui, si tu le désires, nous allons faire un parcours original. Je te propose de vivre chaque étape de ta relaxation de manière anticipée.

Je lui tends une feuille de papier et je continue sur un ton complice :

— Tu peux prendre des notes. Ainsi, tu pourras mémoriser les étapes sans difficulté. Je te les laisserai vivre pendant un certain temps. Chacune fera l'objet d'une visualisation imagée. Je suis sûre que cela va beaucoup t'aider pour le futur.

Jade se met à la tâche en bonne élève qu'elle est, décrivant chaque étape tout en créant par elle-même sa propre visualisation. Quelques minutes plus tard, elle m'indique qu'elle se sent prête. Elle s'allonge sur le lit de relaxation et je mets la musique sans aucune intervention audible de ma part, excepté les premières inspirations/expirations.

Je ressens intérieurement qu'elle a parfaitement acquis les différents niveaux de respiration et je décide de l'accompagner dans son parcours initiatique. Les seuls mots qui me viennent à l'esprit sont : voilà... c'est bien... continue doucement... c'est parfait...

Le temps s'écoule en douceur tandis que j'accompagne Jade en la visualisant, pas à pas. Au bout d'un petit moment, je la ressens littéralement aspirée dans le rayonnement de son guide avec une telle intensité que j'en suis émue et comblée de bien-être pour elle. Il se dégage de lui une énergie d'amour qu'aucun mot ne saurait exprimer.

Alors que son guide l'enveloppe tendrement dans ses bras de lumière, Jade pose sa tête sur son épaule comme pour lui déposer en offrande toute sa souffrance humaine.

Elle me prouve une fois de plus qu'elle peut réussir toute seule comme une grande !

Totalement centrée sur cette émouvante vision, mon cerveau capte un flash lumineux d'une grande douceur. En quelques dixièmes de secondes, je perçois la gracieuse présence d'Aurore, tournoyant joyeusement dans la pièce. Celle-ci me confie, en inspiration intuitive, qu'elle sera désormais le guide féminin de Jade... mais que toutefois il est encore trop tôt pour le lui annoncer. Elle me fait comprendre que cela lui viendra tout naturellement à l'esprit.

Ravie de cet intermède céleste, je ramène Jade à la douce réalité du cabinet. Son visage rayonne, éclairé par un mystérieux sourire angélique. Jade semble convaincue. Elle a maintenant la preuve que tout est possible. Elle a pu voir son guide et ressentir son intense énergie de lumière « aussi puissante qu'irrésistible » murmure-t-elle encore toute imprégnée de ce qu'elle vient de vivre, le regard émerveillé.

Quelques années plus tard, j'apprends que Jade est devenue une excellente éducatrice spécialisée dans la petite enfance. Elle a répondu à sa mission de vie, donner de la joie aux enfants, les éduquer et les protéger tout en préservant leur monde baigné d'innocence.

Merci Aurore à toute l'aide que tu as su donner à tes parents qui se sont enfin autorisés à découvrir le monde, en voyageant de-ci de-là dans des régions éloignées, préservées de toute zone industrialisée. Ils ont vaincu leur chagrin en ouvrant leur cœur à la vraie vie. Celle de retrouver la joie, le rire et une bonne dose d'humour. Ils ont compris que leur fille chérie les accompagnait tout au long de leur périple.

En effet, dans le secret de leur cœur, Aurore les protège et veille sur eux tout comme elle continue à imprégner sa sœur Jade, de son amour inconditionnel.

Enseignements

Alors que je sortais épuisée du cabinet, une fois n'est pas coutume, je me fis gentiment « gronder » par mon guide :

« Tu n'as pas suivi mes conseils... tu t'es laissée aspirer ton énergie vitale. On peut t'aider jusqu'à un certain point mais tu dois prendre conscience que certaines personnes se nourrissent de toi. L'enseignement est à prendre très au sérieux sinon ton corps physique va en pâtir. »

Dans mon for intérieur, je savais bien qu'il avait raison et je ne cherchais pas à me donner des excuses, loin de là, mais à rechercher la raison de ma fatigue et comment assurer au mieux mes protections face à des êtres particuliers.

Je repensai à cette jeune infirmière tellement dévouée et généreuse de nature. Elle travaillait de nuit dans un hospice de personnes âgées et m'avait confié qu'elle était souvent épuisée. Son corps était fatigué. Je la sentais carencée en vitamines et déminéralisée, particulièrement en fer. Au vu de ses analyses, elle frôlait l'anémie. Puis avec le temps, je compris qu'il fallait sérieusement lui faire part des fameux transferts énergétiques. Me décrivant son vécu, je réalisais qu'en effet la plupart des personnes âgées vivant dans ce genre d'établissement ont perdu toute forme d'auto-motivation à vivre l'instant présent et que, par conséquent, elles attendent le moment magique de pouvoir se faire assister. Au fond, pourquoi se donner de la peine à faire les choses puisque les infirmières sont là à leurs petits soins et qui, plus est, elles ont tellement d'énergie à revendre !

Je venais doucement de comprendre la leçon tout en me demandant pourquoi la vie terrestre était chargée de tant d'apprentissages. Même ceux qui se donnaient dans une profonde générosité de cœur recevaient des leçons d'une grande exigence et souvent au-delà de leurs forces d'entendement.

J'avais beau me répéter de ne jamais entrer dans le scénario émotionnel d'une personne si dramatique soit-il mais plutôt d'apprendre à rester en marge, en position satellite ou mieux encore sur les gradins d'un amphithéâtre, que de là-haut, on pouvait mieux cerner le scénario mis en place. Je m'aperçus alors que j'étais souvent prise par l'émotion due à mon ressenti probablement. Les solutions viennent d'elles-mêmes ça c'est sûr, mais je dois être plus vigilante dans le cœur et non dans le mental.

En suivant ces pensées légèrement frustrantes qui jaillissaient de moi, j'étais conscience que mes fréquences vibratoires s'abaissaient.

« Mais pourquoi est-il si complexe de vivre dans le discernement ? pensais-je en moi-même prise d'une soudaine irritabilité. »

Je profitais de mon retour de vacances pour me remettre dans le bain tout en sachant que je devais rester très vigilante en accueillant mes perceptions. Mes intentions étaient bonnes et c'est grâce à elles que j'allais y parvenir d'une manière ou d'une autre.

Je sais que c'est un long chemin et je l'accepte avec gratitude.

Confiance en soi

Novembre 2010

Cristina est une jeune femme brillante, âgée de 25 ans, pleine de dynamisme malgré la maladie qui l'handicape. Terminant son mémoire de fin d'études supérieures en sciences humaine et sociologie, elle prit rendez-vous sur les conseils de sa tante, pour faire un bilan de santé.

— Je dois être prête pour la présentation de mon oral et je me sens si lasse... À propos, je suis diabétique depuis l'âge de cinq ans. J'ai tout donné cette année pour réussir mes examens et j'ai peur de ne pas pouvoir aller jusqu'au bout. Je suis comme saturée intellectuellement, me confie-t-elle.

Selon les révélations de sa tante, je n'ignore pas qu'elle a perdu son grand-père l'année précédente. Selon elle, c'était un être exceptionnel qui avait su mener de front une famille nombreuse et une réussite spectaculaire sur le plan professionnel. Ce dernier avait dédié sa retraite à la création d'une fondation pour personnes défavorisées dont il a été le président jusqu'à sa mort.

Cristina aborde le sujet avec beaucoup de simplicité. Mise en confiance, elle m'affirme sans l'ombre d'une hésitation que c'est pour elle bien plus important de prendre contact avec son grand-père que de s'angoisser dans l'attente de son oral. Je décide de l'accompagner dans une séance de relaxation tout en ignorant ce qui allait en découler.

L'important n'est-il pas que cette jeune femme apprenne à se détendre pour reprendre confiance en elle ?

Le parcours de relaxation s'effectue en parfaite synergie entre elle et moi au point que je ressens la présence de son grand-père, Georges, apparemment ravi de pouvoir rejoindre, ici même, sa petite-fille adorée.

« C'est elle qui était mon rayon de soleil, me dit-il avec tendresse... je te laisse me l'amener... j'ai tellement de choses à lui transmettre. »

Comme je poursuis d'une voix lente et posée, je visualise Cristina, enveloppée d'un cocon lumineux et baignant dans une belle lumière dorée. Elle s'élève doucement. Je ressens alors que son esprit s'allège de plus en plus. Elle est prête à vivre une expansion de conscience la reliant intimement à ce merveilleux personnage qu'est son grand-père adoré. Mon rôle est de les mettre en contact, je n'en ai aucun doute ; si seulement elle pouvait imaginer qu'ils sont déjà connectés l'un à l'autre depuis la nuit des temps. La mort est une renaissance vers un nouveau monde imprégné de Grâce, d'Amour et de Vérité.

Bercée par cette douce lumière, je perçois le guide de Cristina dans toute sa splendeur. Je décide de lui murmurer qu'une personne chère à son cœur pourrait bien être présente... Son guide prend le relais de mon inspiration intuitive. Avec aisance et légèreté, il la dirige vers un des lieux sacrés que je reconnais. Puis d'un geste lent, il lui fait signe de s'avancer doucement vers celui qui l'attend dans un halo de lumière blanche. Georges est là, rayonnant, le visage irradiant de joie.

Tandis qu'ils vivent intensément une merveilleuse union d'amour spirituel entre un grand-père et sa petite-fille, les vibrations d'énergies deviennent presque irrésistibles pour moi. Je me sens de plus en plus « aspirée vers le haut ». J'appelle mon guide afin qu'il puisse m'aider à revenir en douceur dans mon corps assis sur mon coussin de méditation.

Un temps relativement long s'écoule avant que je ne sois autorisée à la ramener dans son corps aussi lentement que possible tout en observant les phases de réalignement de ses corps subtils.

Cristina est aux anges. Elle n'avait jamais rien ressenti de pareil.

— J'ai pu le voir m'assure-t-elle, d'un regard illuminé de joie. Il était tellement beau et avait l'air si heureux... et moi aussi... si vous saviez... il m'a dit tellement de choses... je ne me souviens pas de tout mais je sais que je captais ses messages à l'intérieur de mon cœur comme si c'était naturel... tout me pénétrait en profondeur, dit-elle le visage souriant et radieux (*temps de silence*)...

Vous croyez que je peux en parler à ma tante ?... J'ai tellement envie de partager avec elle tout ce que j'ai vu !

J'exprime à Cristina qu'elle a eu beaucoup de chance et que cela n'est pas dans l'ordre des choses qu'une personne puisse faire ce parcours sans préliminaire. Je la félicite tout en lui exprimant que certainement les guides ont anticipé l'évènement et que celui-ci devait être attendu depuis longtemps. Elle est enchantée.

Débordante d'allégresse, elle me demande de lui fixer son prochain rendez-vous. Je lui suggère de prendre patience et de laisser passer au moins deux bonnes semaines avant de revenir.

— Ce que tu peux faire durant cette période c'est de remercier ton grand-père le plus souvent possible avant de t'endormir pour t'avoir ouvert ce que j'appelle, la vision intérieure.

J'ajoute qu'en effet, cette séance était unique de par son intensité et que j'ai pu également constater combien il aimait sa petite-fille.

— À propos, je suis persuadée qu'il sera enchanté de t'aider à la réussite de ton oral. Tu n'as qu'à le lui demander ! lui dis-je sur un ton convaincu.

La soirée s'écoula toute en douceur. J'étais comblée de toutes les grâces reçues et perçues avec tant de clarté pour la jeune Cristina. Cela m'émerveille toujours lorsqu'un contact a été établi aussi intensément. Après tout, pensais-je intérieurement, ce merveilleux grand-père Georges devait être un grand initié.

Décidément, rien n'était dû au hasard !

L'Amour est toujours le plus fort

Décembre 2010

Un soir, au bord de l'endormissement, de nombreuses pensées m'envahissent. Je repensais à ce merveilleux artiste, Jean-Marie et je n'oublierais jamais cet homme exceptionnel qui vint me rendre visite un beau matin. Sabine, sa compagne que je connaissais bien, m'avait demandée de libérer son temps de consultation à son profit. Elle venait de fêter ses 45 ans et Jean-Marie, son mari, courait allègrement vers sa 82e année. De toute évidence, il souhaitait partager avec moi un problème de santé qui le préoccupait.

Ce fut une grande rencontre. Jean-Marie était un homme hors du commun. Un artiste à l'état pur qui avait dédié sa vie entière à la cause artistique et à la création. Il avait écrit sur le sujet plusieurs ouvrages dont le dernier en date qu'il prit soin de me remettre avec délicatesse et gentillesse en fin de séance.

— Madame, dit-il, je sais tout le bien que vous faites à ma femme et je vous en remercie du fond du cœur. Ma santé est certes plus fragile. Elle est inquiète et dans un sens cela me préoccupe tout autant. Je pense ne plus en avoir pour très longtemps, c'est la raison de ma présence ici. Merci de la préparer à mon départ. Je n'en ai pas la force car je dois encore finir les quelques œuvres que j'ai commencées. Je lui mène la vie dure en ce moment car le temps qui me reste est précieux. Vous confier que je n'ai pas de douleurs, se serait vous mentir, mais elles font partie de mon âge, voyez-vous ! Le plus important est que je puisse profiter de ces moments qu'il me reste à vivre en toute sérénité. Elle est et restera le plus grand amour de ma vie. Si vous saviez comme elle est à mes petits soins, mais je ne suis pas éternel… Merci, Madame, de comprendre tout cela… ajouta-t-il d'une voix émue, je ne vous oublierai pas non plus !

Comme je le regardais abasourdie, il se leva avec aisance et panache pour rejoindre sa femme dans la salle d'attente. D'un regard complice, Sabine esquissa un sourire en coin, me laissant entendre que son mari était un vrai phénomène.

Quel homme et quel artiste pensais-je en jetant un rapide regard sur l'exceptionnel ouvrage qu'il m'avait si gentiment dédicacé.

Les semaines passèrent lorsque qu'en fin de journée Sabine, que je savais au chevet de son mari, m'annonça que c'était sa dernière nuit et que son départ était proche. Elle ajouta qu'elle venait de vivre les plus beaux moments de sa vie, imprégnés d'une grande complicité et d'une profonde tendresse. La lumière éclaboussait la pièce de partout, m'avoua-t-elle ultérieurement.

Je songeais malgré tout à Sabine qui, seule au monde, devait encore faire face à des problèmes de succession des plus épineux. Elle aussi avait son parcours d'épreuves mais semblait être à la hauteur pour faire face à toutes les situations mêmes les plus imprévisibles.

Intégration

Il fallut du temps avant que Sabine puisse réintégrer ses séances et prendre le temps de s'occuper d'elle.

Six mois plus tard, elle vient me voir je la sens déterminée et heureuse de pouvoir vivre une vraie et longue détente comme pour compenser le temps perdu.

— J'ai tellement besoin de me purifier de tout ce vécu qui sincèrement ne m'appartient pas… et puis c'est un contexte familial d'une lourdeur inimaginable… je ne m'y attendais pas, m'avoue-t-elle d'une voix chargée de tristesse. Les grands enfants de Jean-Marie qui ont si peu vécu auprès de leur père durant ces vingt-cinq dernières années, ont annoncé, haut et fort, leurs droits sur leurs parts d'héritage ne faisant qu'une vague allusion au droit de l'épouse, c'est-à-dire moi !

Cela n'est pas de très bon augure pour Sabine qui paraît lasse et sans énergie.

Je décide de lui parler du pardon. En effet, lorsque que l'on porte en soit consciemment ou inconsciemment des poids relationnels lourds, le grand remède est le pardon.

— Bien sûr, ce n'est pas aussi simple que ça en a l'air. On ne vous demande pas d'emblée de tout effacer d'un coup que ce soient les trahisons, les mensonges ou les malversations mais de considérer rétrospectivement tout le mal qu'on vous a fait. Une fois cette synthèse effectuée, vous exprimez alors à voix haute que vous n'avez plus besoin de tout cela et que vous n'êtes pas responsable des actes malfaisants des autres.

« *Je vous pardonne à tous et je redonne à chacun d'entre vous ce qui vous appartient pour me libérer et vous libérer !* »

Vous pouvez alors vous permettre de visualiser le poids, la pesanteur des actes dirigées contre vous pour mieux les extraire avec discernement et introspection. Vous mettez l'amalgame de ces informations et ressentis dans un panier (ou une coupe) de lumière et les anges s'en chargeront. Puis vous vous concentrez sur votre corps et regardez de manière éclairée combien ce magma pouvait vous fatiguer, vous tirer vers le bas sur le plan énergétique. C'est à ce moment précis que vous pouvez demander pardon à votre corps d'avoir eu à traîner tous ces rebus. Puis allez plus profondément encore sur le plan émotionnel et mental et là aussi regardez objectivement les dégâts causés sur votre moral. Une bonne méditation guidée est le meilleur des remèdes.

Immédiatement, je lui propose de s'étendre pour une longue relaxation, ce qu'elle approuve instantanément.

Alors que nous commençons à peine la relaxation, les vibrations s'élèvent dans ma salle. L'intensité est telle que je dois m'asseoir sur le coussin de méditation. Au bout de quelques minutes, je reçois l'accord de mon guide à me laisser totalement guider et imprégner tandis que je sens l'atmosphère se charger de vibrations d'une grande douceur. Sans aucun doute, il y a du monde qui arrive. Ma vision intérieure se fait plus nette et, en une fraction de seconde, je perçois la présence lumineuse et sereine de Jean-Marie, le mari récemment décédé de Sabine. Il vient droit à moi vêtu d'une longue cape, chaussé de bottes qui me rappellent celles du Chat Botté. Il arbore une sorte de chapeau melon qui me laisse pantoise.

Je suis heureuse de le revoir dans cette allure aussi espiègle qu'élégante.

« Mes hommages, Madame me lance-t-il en soulevant son chapeau avec panache en un large mouvement circulaire tout en se courbant vers moi. »

« Ce ne peut être que lui ! » ris-je intérieurement laissant échapper un sourire amusé... il vient voir sa femme chérie. Il connaît l'endroit et sait pertinemment que c'est un lieu privilégié pour leurs retrouvailles.

Toutefois, plus les minutes passent et plus je ressens un sentiment de gêne. Quelque chose m'échappe et j'ai de plus en plus de difficultés à rassembler mes idées. Finalement, je reçois l'inspiration de quitter la pièce pour les laisser ensemble. Je décide de leur offrir pleinement ce moment sacré pour mieux vivre leur intimité.

Aussi incroyable que cela puisse paraître, toutes les consultations qui suivirent se déroulèrent de manière identique.

Dès l'arrivée de Jean-Marie, je savais que je devais libérer la place. « À vos ordres cher Monsieur, votre femme est prête ! »

Pour Sabine, les évènements semblent s'aggraver. Elle continue à traverser des périodes difficiles et éprouve le besoin de venir régulièrement se régénérer au contact de la lumière des plans supérieurs, insufflée par la tendresse et le soutien de son mari. De mon côté, j'ai appris à sonder l'humour du personnage et à attendre le bon moment pour pouvoir discrètement libérer la place sur la pointe des pieds.

Désormais, après m'être assurée que tout se passe bien, j'ai pris l'habitude de m'exclure une bonne partie du temps de la consultation et d'observer une pause dans la pièce adjacente de mon cabinet.

Il est certain que je garderai gravé en moi le souvenir de ces rencontres si émouvantes et remplies d'une intense douceur me prouvant une fois de plus que rien – et encore moins la mort – ne peut séparer les êtres unis par une telle puissance d'amour inconditionnel. Quel que soit leur âge, ils peuvent continuer à partager leur bonheur et apprendre à vivre sur des plans différents, donnant libre court à un exceptionnel dialogue d'âme à âme. Un authentique parcours sans fautes !

J'ajouterai qu'avant chaque rencontre, j'ai observé qu'on m'offrait le matin même ou en début d'après-midi juste avant la séance de Sabine, un bouquet de roses comme pour m'indiquer que le hasard avait son rôle à jouer.

Sabine s'en amusait avec enchantement car elle rentrait toujours chez elle avec une rose ou deux dans les mains.

Deux années se sont écoulées et j'ai pu constater combien Sabine, au fil des séances avait grandi intérieurement.

Sans l'ombre d'un doute, je suis convaincue que le seul instigateur et maître de cérémonie d'un tel niveau de connaissances spirituelles ne pouvait être que ce cher Jean-Marie en personne. Je reste encore émue en pensant à la subtilité de ce parcours initiatique.

Enfin, la succession si difficile à résoudre dans la première année put être bouclée et se finalisa sans heurts.

Jean-Marie avait apparemment été « missionné » pour aider au déracinement de l'ego de chacun des membres de sa famille, leur faisant prendre conscience du ridicule de certaines actions entreprises à l'encontre même de leurs propres intérêts.

Il semblerait que la femme notaire en charge de ce dossier complexe, aurait été, au passage, inspirée d'un nouvel élan de vocation.

Choix de vie

(I)

Juin 2011

Dans une situation similaire, Charlotte vient me voir un jour d'été en compagnie de sa maman âgée et malade, en me demandant de lui laisser exceptionnellement son rendez-vous. Celle-ci a un cancer généralisé et semble être en phase de rémission. Le regard perdu, elle me suit dans ma salle de consultation. La Maman est d'une grande beauté malgré les cernes et la maigreur qui marquent son visage. Ses traits raffinés et son allure altière et élégante dénoncent combien cette maladie lui pèse. Elle s'adresse à moi pour me demander comment l'aider à combattre les effets secondaires de la chimiothérapie qui pourrissent son corps.

Après avoir longuement discuté, je lui conseille des remèdes homéopathiques et des plantes pour soulager au mieux ses douleurs. Puis la conversation évolue vers une demande plus subtile.

Le timbre de sa voix est imprégné de sagesse et d'émotion.

— Vous voyez, Madame, je souhaite être éclairée pour que mes proches puissent ne pas trop souffrir de mon départ. Je ne veux surtout pas qu'ils gardent cette image de moi en souffrance dans ce corps délabré. Vous voyez très bien de quoi je parle. Je ressens au fond de moi comme un appel proche d'une libération. Je n'en ai plus pour longtemps.

Je lui conseille toutefois qu'au vu des circonstances, il est souhaitable qu'elle allège sa vie émotionnelle. Quelle que soit l'issue de son combat, je lui laisse entendre que tous les êtres de son entourage doivent – idéalement parlant – ressentir de la légèreté et surtout pouvoir graver en eux l'image d'une femme courageuse face à sa lutte contre la maladie. Ils se sentent inconsciemment coupables de ce qui lui arrive. Le mieux est de tout faire pour qu'ils ne portent pas le poids de leur impuissance face à sa souffrance.

— Vous savez, l'être qui démissionne fait porter inconsciemment une charge de tristesse et de responsabilité à ses proches, contrairement à ceux qui se réjouissent des merveilleux moments de partage qui resteront à jamais gravés dans leurs mémoires. Je vous propose surtout d'ad-hérer au pouvoir de l'Acceptation. Dans l'idée de l'Accep-tation, il y a le pardon à vous-même.

En fait, c'est un simple positionnement de la conscience qui vous ouvrira les portes de la liberté face à vos souffrances. C'est la clé de la paix intérieure. Soyez dans une Foi absolue et vous vivrez la Vérité suprême !

Elle sourit et son regard perce le mien, imprégné d'une grande profondeur. Je ressens qu'elle vient de lâcher ses peurs et ses angoisses. Le message des guides a été entendu. Nous échangeons longuement sur la vie et la mort et comment elle peut sereinement anticiper toutes les étapes de son avancée vers la lumière. Elle sort souriante et apaisée en marchant gracieusement.

Plusieurs semaines s'écoulèrent avant que sa fille m'annonce son décès.

— C'était trop beau, Françoise, de voir son visage épanoui. Elle nous a tous rassurés jusqu'à la fin et avait mis à jour ses affaires. Elle semblait si heureuse que cela m'a bouleversée. Quel changement, je ne la reconnaissais plus ces dernières semaines, elle qui était toujours si anxieuse ! Cela tient du miracle. Oui, je suis soulagée qu'elle soit partie avec tant de quiétude... de paix... elle avait un sourire radieux. J'ignorais que la mort pouvait être aussi douce, moi qui en ai une peur bleue !

Charlotte s'était mariée très jeune et au seuil de la cinquantaine, son couple était en souffrance. Elle ne supportait plus l'aigreur et la rigidité de son mari âgé de dix années de plus qu'elle.

— Il est intransigeant et râle tout le temps... j'ai beaucoup de mal à m'imaginer continuer à vivre avec un individu pareil. Il pensait peut-être que je lui servirais d'infirmière ? Rien que d'y songer, cela me donne la nausée.

Sachant qu'elle vient de vivre des semaines pénibles sur le plan émotionnel, je lui propose une séance de détente. Son corps, une fois apaisé, semble se relaxer profondément. En quelques secondes, je la vois se couvrir de lumières tamisées, blanches, violettes et dorées.

Je me lève pour allumer la bougie des êtres désincarnés (c'est ainsi que je les nomme) et ressens la présence de sa maman. Mon guide me transmet que je suis autorisée à créer leur rencontre tandis qu'ils s'occupent de maintenir les protections auprès de Charlotte.

Durant la séance, elle se laisse transporter dans un lieu sacré en présence de son guide accompagnateur qui l'amène en toute légèreté vers la chapelle de cristal où l'attend sa maman. Le contact fut immédiat. Celle-ci était rajeunie et son apparence était celle d'une femme jeune et svelte comme avant. Charlotte venait de réaliser combien cette rencontre levait de nombreuses interrogations et combien cela la sécurisait de voir sa mère ainsi.

Elle était profondément impressionnée par cette inoubliable rencontre et notamment la force d'amour que sa Maman dégageait.

— J'ai vu maman si belle, j'étais émerveillée et puis tout a basculé... je me suis remémorée l'hôpital, les transfusions, ses cheveux qui tombaient et toutes ces douleurs horribles... j'avais l'impression qu'elle ne voulait plus que je garde ces souvenirs tristes en moi. Au fur et à mesure que je revivais tout cela, je me sentais mieux, comme libérée d'un poids. Pensez-vous que maman voulait m'aider à effacer ces mauvais souvenirs ou est-ce simplement le fruit de mon imagination ?

— Si on revient au mois précédent son décès, Charlotte, elle était parfaitement paisible. Elle vous a accueillie et vous a imprégnée de tendresse et du besoin de vous dire aussi combien elle vivait une profonde paix intérieure, n'est-ce-pas ?

Alors en effet, je pense qu'elle a été guidée pour vous aider à vous décharger de ces visions de souffrances vécues de par la maladie. C'est curieux, c'est exactement ce dont nous avions parlé lors de notre entrevue. Je m'en souviens très clairement maintenant. L'important pour vous est de la visualiser telle qu'elle a désiré se montrer à vous, joyeuse et nageant dans le bonheur.

C'est souvent l'expérience qui compte. Les êtres chers « n'aiment » pas qu'on les replonge dans les mauvais souvenirs, liés aux souffrances d'une maladie. La plupart du temps cela leur est fort heureusement occulté. Ils vont tout tenter pour vous montrer leur bien-être.

Par exemple, accueillons cette séance car elle est essentielle pour vous. Maman est bien là, heureuse et joyeuse à vos côtés. Elle va vous éclairer au niveau de votre couple, j'en suis convaincue.

Prenez votre temps et apprenez à décoder les nombreux messages qu'elle va vous envoyer. Le cordon de lumière qui vous relie dans l'intimité du cœur est bien réel et rien ne pourra vous éloigner d'elle, pas même le temps qui passe, bien au contraire. Les messages sont beaucoup plus nombreux qu'on imagine.

Chacun a sa propre expérience, c'est une question d'ouverture d'esprit et surtout de foi. Sans ouverture de cœur, rien de tel ne peut arriver. Aucune expérience ne peut être vécue par le mental. Si les scientifiques en physique quantique veulent trouver le vrai chemin, qu'ils aillent sonder le « cœur du cœur » de leur propre Source et ils seront inspirés.

Charlotte était rayonnante et semblait revivre intensément sa propre expérience. Elle me confia en partant qu'elle pense avoir beaucoup de chance et qu'elle tâchera d'être à la hauteur des messages de sa « messagère céleste ».

Petit à petit Charlotte comprend qu'il ne faut pas chercher les codes à tout prix à l'extérieur mais les laisser venir en soi par intuition ou tout simplement dans les rêves.

Le propre du guide de lumière est de se charger d'éclairer son protégé et de le révéler à la vraie vie. Les épreuves ne sont présentes que pour renforcer l'esprit du cœur par la Foi et le lâcher-prise. Vivre dans l'attente, la colère et les pulsions destructrices ne sert qu'à l'alourdir un peu plus.

La loi de l'attraction est l'une des règles d'or des guides. Si vous êtes dans l'ouverture de cœur, ils seront toujours présents pour vous diriger vers tel ou tel thérapeute sinon les épreuves seront récurrentes au fil des années jusqu'à ce que la personne se remette en question, souvent au bord du précipice.

Réajustement du masculin et féminin sacrés

Octobre 2011

L'automne est déjà là, bien installé avec son contingent de pluies, brumes matinales, brouillards et baisses de moral. Cette saison pourtant si fructueuse pour la nature, déplaît à la plupart des gens.

Barbara avait pris rendez-vous depuis un certain temps et d'annulation en annulation, elle maintient enfin son rendez-vous. Je la vois arriver à bout de souffle à mon cabinet. Cette jeune femme raffinée, intelligente, reflète l'image d'une femme épuisée. Elle s'imprègne un instant de l'atmosphère du lieu.

— C'est l'heure de ma pause et je n'ai que très peu de temps, m'avoue-t-elle avec nervosité.

— Oui mais ce premier contact entre nous est important. Qu'attendez-vous de moi exactement, lui demandé-je en douceur ?

Les yeux humides, elle me confie son désarroi :

— J'ai l'impression que je ne contrôle plus ma vie. Je suis littéralement débordée au travail, je dirais même surmenée.

Mes dossiers s'empilent chaque jour un peu plus et j'arrive à un point de saturation. Mon chef me les apporte chaque matin avec un regard à la fois complice et coupable sachant qu'il ne peut faire autrement. Aucune empathie quelle qu'elle soit. Vous ne pouvez pas comprendre, c'est presque du harcèlement psychique. Mon corps ne suit plus ce rythme intense. J'ai souvent de fortes migraines, je ne compte plus les jours où je n'en ai pas. C'est devenu chronique, je crois !

Je la laissais continuer totalement perplexe de la situation qu'elle m'exposait.

— Prendre ma pause de midi est un vrai marathon ; tout cela parce que j'ai accepté un poste à hautes responsabilités. Et vis-à-vis de mes subalternes, je dois montrer l'exemple et clore les dossiers les plus sensibles, même si les journées s'en trouvent inévitablement rallongées.

Je travaille depuis plusieurs années dans ce bureau juridique et j'ai fini par grimper les échelons à force de travail et de résultats fructueux auprès de ma clientèle. Je suis juriste de formation et je gère un département de gestion financière. Alors c'est souvent moi qui m'occupe des gros clients – son regard s'égare quelques instants – et d'ailleurs ils me demandent la plupart du temps. Heureusement que j'ai un peu de satisfactions ! Mais en plus de l'accueil, je gère aussi leurs dossiers et ce n'est pas aussi simple qu'on l'imagine. C'est un énorme travail de recherches.

— Barbara, l'interrompis-je en pensant à cette course effrénée qu'elle s'inflige depuis des années. Parlez-moi de votre vie en général, avez-vous des enfants, un compagnon de vie, une vie sociale ? ... C'est vrai qu'à première vue, vous paraissez ne pas avoir beaucoup de temps à vous consacrer !

La fatigue aidant, les larmes jaillissent spontanément. Me regardant, gênée, elle parut totalement démunie devant cet état de faiblesse auquel elle ne s'attendait pas.

Après avoir travaillé sur l'écoute de ses pouls (système de mesure en médecine chinoise indiquant les excès ou faiblesses de ses organes internes), tout en restant concentrée, je continue mon bilan de santé et je constate rapidement qu'au-delà des déperditions d'énergie, de nombreuses carences en vitamines/minéraux/oligo-éléments se sont accumulées. Elle est au bord du « burn-out ». Ce terme exprime qu'un jour ou l'autre son corps sera immobilisé et dans l'incapacité de fonctionner normalement tant la fatigue physique et psychique, la submerge. Le stress en est la cause.

Je lui propose ma méthode de travail tout en lui disant que cela peut aller très vite si elle est prête à faire quelques efforts. Barbara me dit qu'une de ses qualités est la persévérance et qu'elle fera tout pour aller vers son mieux-être.

Devant son sérieux pour le traitement à venir, je lui demande fermement de prendre des pauses chaque midi et de sortir de préférence dans un lieu naturel, comme un parc ou un square à proximité de son lieu de travail pour libérer son mental et prévoir un petit pique-nique, quel que soit le temps.

— Même s'il pleut, prenez votre parapluie et créez-vous ce que j'appelle une bulle de conscience positive (ou protection).

Allez écouter le bruit de la pluie ou celui des mouettes ou encore celui du vent dans les arbres… tout cela pour vous changer les idées afin de reposer votre mental. Vous serez étonnée de constater vos remontées énergétiques. Au fil des jours vous pourrez récupérer gentiment. Dans mon jargon cela s'appelle « changer d'univers ». Puis avant de retourner à votre lieu de travail, faites une petite pause et réjouissez-vous de la chance que vous avez… d'appeler à vous votre guide et de lui demander d'être présent et plus encore : de vous donner un coup de main. Après tout il adorera collaborer avec vous. Surtout n'hésitez pas à lui parler intérieurement.

— J'avoue que pour une première séance, c'est du direct de direct et j'en suis étonnée moi-même !

La voix de mon guide ne se fait pas attendre. Heureusement que c'est l'heure de ma pause à moi aussi :

« Cette jeune femme est le parfait exemple d'une personne qui s'est laissée happer par le système de vos sociétés. Je la compare à un nageur qui perd de ses forces au milieu d'une compétition, rattrapé par des crampes et soudainement la peur de ne pas parvenir à son but. Il semblerait qu'à son stade, elle n'y a que son identité professionnelle qui compte ; elle se sent démunie et coupable si elle ne peut exécuter les ordres de sa hiérarchie. Alors elle s'oblige à faire du profit afin d'atteindre des performances totalement irrationnelles pour une seule personne. C'est à ce titre que l'idée du pouvoir s'infiltre insidieusement en elle. Le désir de tout contrôler nait de manière prioritaire, prenant toute la place et ne lui laissant pas même un temps de réflexion pour ce qui est bon et juste pour elle. Ce « forcing » qui lui est imposé devient un

combat quotidien et finit par inhiber sa force vitale. Elle doit réajuster ses corps subtils qui sont affaiblis et renouer avec la force créatrice de son féminin sacré.

Revenons à la juste balance : son masculin sacré a pris une telle ampleur qu'il l'a considérablement déséquilibré. Il tient les rênes du pouvoir des principes sacro-saints d'analyses et de structures mentales. Ce conditionnement a pris le dessus et ne laisse ainsi aucune place à son féminin sacré qui, lui, est forcément parti en dérive. Sa créativité a régressé jusqu'à lui faire perdre son équilibre intérieur en inhibant ses vraies valeurs. Elle a oublié les besoins vitaux de son corps. Elle s'est égarée et n'est plus à l'écoute de son intuition.

L'un ne va pas sans l'autre. Sa vie n'a plus de sens, aussi de nombreuses séances seront nécessaires. C'est une personne de cœur qui a souffert pendant son enfance d'une discipline trop rigide. Elle a pensé que la performance était le seul moyen pour qu'elle puisse réussir brillamment dans un certain sens mais au point de ne plus écouter ses parts de rêves et de forces créatives. Or, sans prise de conscience de son parcours, elle va s'enfoncer jusqu'à perdre son élan de vie et sa raison d'être, guidée par le besoin d'en faire toujours plus pour être appréciée. Nous l'aiderons à retrouver ses vrais désirs et valeurs de cœur. Ce n'est qu'une question de temps. »

Je prends des notes, toute heureuse d'avoir ce beau projet de réajustement pour Barbara. Je pars déjeuner au Jardin anglais pour me ressourcer afin d'aborder l'après-midi avec plus de sérénité.

Choix de vie
(II)

Janvier 2011

Le cas de Leila est plus complexe. C'est une jeune femme qui a rêvé sa vie au lieu de la vivre. À presque trente-cinq ans, elle a connu des échecs professionnels à répétition. De là se sont cristallisées des peurs accompagnées de sentiments d'insécurités financières et relationnelles.

Le manque de recentrage, d'attention et de lucidité sur ses épreuves l'a conduite à rejouer les mêmes scénarios émotionnels au fil des années.

Elle vient au cabinet pour une séance particulière.

— Françoise, ma vie est stressante. Je vis dans une dualité permanente et je n'ai plus envie de vivre. Je ne sais pas si vous pouvez m'aider mais j'arrive au terme de grandes souffrances. Tout ce qui m'arrive, même au niveau relationnel, n'aboutit à rien de valorisant. Les gens se détournent de moi. Seules les personnes qui ont besoin de moi et de mes dons me maintiennent dans un équilibre que je dirais précaire, je m'en rends bien compte.

Leila est médium et tire les cartes pour ses ami(e)s en dehors de ses heures de travail. Je pressens qu'elle vit sa propre vie en donnant toujours plus d'importance aux demandes des autres qu'aux siennes, ce qui la sécurise dans un certain sens. Je ressens beaucoup de compassion envers elle et me réjouis à l'avance de pouvoir l'aider à atteindre le plein épanouissement qu'elle mérite.

Comme je lui propose un programme bien défini sur l'amour de soi, ou plutôt l'estime de soi, elle me sourit tristement me laissant entendre qu'elle doit être un cas désespéré.

Voilà l'exemple parfait d'une personne que la nature a dotée de dons paranormaux et qui regarde défiler sa vie au rythme des besoins des autres. Je pense que c'est un choix personnel mais qui peut être également un piège.

Apparemment elle ne sait pas dire non. Il est indispensable qu'elle reprenne confiance en elle pour être prioritaire vis-à-vis de son destin. Nous allons donc explorer ensemble ce qui la conduit à cet isolement moral. Je lui exprime que son intuition est un atout majeur, une grâce de la part de ses guides mais ne doit pas être au détriment de ses rêves personnels. Il est temps qu'elle accepte les défis de sa vie. Le plus urgent est de renouer avec sa force féminine (féminin sacré). Je pense que cela lui apportera une grande joie.

La mise en lumière de cette zone non explorée d'elle-même semble lui redonner confiance. Jamais elle n'avait attaché d'importance à cette notion d'amour de soi.

Elle quitte mon cabinet plus apaisée et plus enthousiaste que jamais. Entre temps, je lui demande en échange un petit travail personnel, celui de noter toutes les belles choses qu'elle pourrait remarquer autour d'elle : par exemple le rire d'un enfant qui joue ou encore une personne qui lui sourit dans la rue... ou encore ramasser une plume d'ange... enfin, les nombreux petits signes qui pourraient apparaître sur son chemin.

La séance suivante commence par un échange plus joyeux. Elle m'exprime que la relaxation précédente lui avait redonné beaucoup d'espoir et quelle avait vécu un sentiment de profond bien-être.

Mon guide ne se fait pas attendre et me prodigue de sa voix douce, les conseils suivants :

« S'aimer soi-même est le travail de toute une vie. Travail qui est d'autant plus passionnant qu'il est lié à une partie d'elle-même encore méconnue. Enfant, elle s'est modelée aux besoins de ses parents sans qu'elle soit remerciée ni reconnue. Nous allons la révéler à elle-même comme une invitation à renaître, une célébration à la vraie vie. Son cœur déborde de douceur, de bonté et de bienveillance envers les autres, alors recentrons toutes ces belles valeurs de cœur sur elle. Déposer les armes et libérer les tensions qui l'entravent, tel est le premier objectif. Nous allons pour cela créer plusieurs portails de lumière ou sorties d'urgence si tu le veux bien. Sa sensibilité est à fleur de peau et elle a tendance à se méprendre sur le ou les jugements des autres. Tout ce qu'elle capte ici et là des malheurs d'autrui,

s'accumule en elle. N'est-elle pas née avec des dons de médiumnité ? »

Puis à travers moi il s'adresse à elle. L'intonation de ma voix se fait plus ferme et convaincante :

— Certes, vous aimez aider et écouter les gens qui sont en détresse et cela vous prend beaucoup de ce précieux temps que vous pourriez vous consacrer. N'est-ce pas ?

En transcendant toutes les énergies négatives qui ne vous appartiennent pas et en les libérant consciemment de votre esprit, vous allez vous surprendre à vivre une nouvelle vie. Vous vous sentirez plus légère et beaucoup plus libre de vos choix sans crainte ni peur d'être jugée. Vous réaliserez en votre âme et conscience que votre transformation est en cours. Vous commencerez à gravir des paliers sur l'estime de vous-même, à respirer la joie de vivre même si au début cela vous apparaîtra quelque peu exigeant. C'est une des manières les plus directes pour contrecarrer les barrières de l'ego. Vos relations extérieures ne sont que le reflet de votre propre relation à vous-même.

Cependant, en allégeant vos pensées d'auto-jugements, vous allez pouvoir palper toutes les ressources qui émergent de vous. Il sera alors judicieux d'interrompre temporairement les écoutes bénévoles. Votre travail sera de découvrir qui vous êtes vraiment et de vous émerveiller de toutes vos valeurs.

En résumé je vous demande juste d'activer consciemment vos énergies de cœur face aux diverses situations qui se présentent à vous. Les autres ne sont que le miroir de vous-même. Votre sensibilité a construit de nombreuses croyances qui, avec les années, ont nourri ponctuellement votre mode de fonctionnement.

Progressivement, vous prendrez conscience que votre spiritualité est un atout majeur qui va vous propulser en avant et vous permettre de renaître à vous -même. Agissez désormais dans votre quotidien avec gratitude en répétant la phrase suivante « je remercie la vie et j'en suis reconnaissante. » de nombreuses fois. La confiance en vous s'installera naturellement. Ainsi, offrez-vous des fleurs chaque lundi de la semaine comme un rituel et déposez-les sur votre bureau. La loi d'attraction va déclencher un processus de renaissance et vous serez étonnée de constater les marques de sympathie de vos collègues. Elles vont même soupçonner que vous vivez un nouvel amour... alors dites oui... et dans votre for intérieur pensez que vous êtes dans ce courant d'amour en effet. Cela permettra de dénouer la dualité qui est en vous. Très rapidement toutes les zones conflictuelles et les peurs diverses qui vous malmènent vont s'évanouir. Voilà un cadeau que vous pouvez vous faire n'est-ce pas ?

Le soir, n'hésitez pas à vous promener dans la nature ; observez les changements de saisons. Ce temps d'être en conscience avec vous-même est précieux. La vie vous le rendra en centuple.

Leila est éblouie par tout ce qu'elle vient d'entendre et prend des notes sur son calepin.

Elle commence son chemin de reconversion.

Comme je la raccompagne, elle me prend dans ses bras et me promet qu'elle sera ma meilleure élève. J'acquiesce d'un hochement de tête en me disant que le travail se fait déjà en elle.

Les séances qui suivirent furent constructives ; nous sommes allées explorer plus objectivement les causes de ce qui l'avait amenée à ces différentes sources de programmation.

Enfant terrible
(I)

Février 2011

Amelia prend un rendez-vous pour me parler de son fils Adrien. Elle est épuisée psychiquement et ne voit plus le bout du tunnel.

— J'ai tellement aimé mon Adrien. Il est mon unique enfant. Dès qu'il est né ma vie a changé. Peut-être n'ai-je pas fait tout ce qui fallait... l'ai-je surprotégé ? et puis en lui donnant tant d'amour l'ai-je étouffé ?

Il vient d'avoir 17 ans et il a tellement changé. Je me sens coupable d'avoir engendré un « monstre ». Il est devenu irresponsable, rebelle, irrespectueux et me mène par le bout du nez. Je l'ai même surpris à me voler un billet car il avait un rancart soi-disant avec des copains. Il avait probablement dépensé tout son argent de poche. Pris au vif, il est parti en claquant la porte sans même me donner d'explication. J'en suis venue à le détester. Vous pouvez croire ça ? Un coup ça va il est gentil puis un autre et c'est l'enfer. C'est plus que je ne peux supporter. J'ai l'impression que je suis son bouc émissaire.

Je travaille dans un grand magasin avec des horaires chargés. Je rentre tard et je dois tout ranger avant de préparer le dîner. Mon mari est veilleur de nuit et commence sa journée vers les 21 heures. On se voit le temps du repas du soir où il exige que mon fils soit présent et comme je ne souhaite pas de conflit, j'évite de me plaindre d'Adrien. Alors je garde le silence en tachant de me rendre utile comme je peux. Vous savez on vient d'une famille modeste son père et moi ; on est du même village et nos parents se sont sacrifiés pour que nous ayons à manger tous les jours et pour que nous puissions aller à l'école du village. Nous sommes d'origine italienne. Lorsque mon mari est venu ici, je l'ai rejoint un an plus tard ; quand je suis tombée enceinte j'ai accouché par choix à Genève.

Tout en l'écoutant attentivement la question qui me brûlait les lèvres, sort d'elle-même :

— Amelia, dites-moi pourquoi vous vous sacrifiez autant pour votre fils et pour votre mari ?

Interpellée par cette demande, elle ne sait que répondre. Puis au bout d'un temps de réflexion, tout en regardant ses mains abimées, elle me dit dans un soupir las :

— C'est la vie... que puis-je faire d'autre... je n'ai pas trop le choix !

— Amelia lui dis-je en la regardant dans les yeux. Vous êtes-vous renseignée sur la période que traverse votre fils ? Il est en pleine adolescence. Cette phase est une période tout aussi fascinante que provocatrice. Votre fils vit dans son corps de grandes transformations, à la fois hormonales, énergétiques et psychologiques, vous vous en doutez bien. Il est mû par un profond désir, inconscient bien sûr, de couper le cordon ombilical avec ses parents. Il veut et se croit être le roi du monde ; sortir de l'enfance et se soustraire aux ordres parentaux, est sa priorité. Il est animé par un profond désir de se sentir autonome. Apparemment, vous lui avez tout donné pour qu'il soit bien nourri, gâté, chouchouté en quelque sorte et actuellement il souhaite se dégager de cette emprise émotionnelle pour devenir ce qu'il veut être soit : lui-même !

Présentement, il ne sait pas vraiment qui il est. Il recherche probablement à expérimenter toutes les facettes de son « personnage-ego » face à ses copains, à ses enseignants, au monde qui l'entoure. Son identité prendra le dessus un jour ou l'autre dès qu'il trouvera une vraie place dans la société. S'il a le sentiment de porter de trop lourdes attaches émotionnelles, dirons-nous par rapport à vous et vos souhaits émis sur son avenir, il les considèrera comme un enfermement. Il vit actuellement un champ d'exploration qui le conduira à prendre des initiatives, bonnes ou mauvaises, mais cela lui permettra de trouver un équilibre en faisant la part des choses. Dans cette phase de « crise » d'adolescence, son éducation et les structures sociales n'ont que peu d'importance à ses yeux. Adrien vit en parallèle une sorte de dualité entre ses ambitions émotionnelles et intellectuelles.

Donc, en résumé, il est en quête d'harmonie, d'équilibre. Ses périodes de frustration sont dues au fait de vous avoir blessée et cela amplifie son sentiment de culpabilité. Il lui suffit de constater votre impuissance à son égard et c'est reparti. Il va vous le reprocher même s'il sait qu'il a franchi certaines limites et a joué avec le feu.

Le plus important est « qu'ici et maintenant » vous acceptiez de constater que votre fils vit un passage émotionnel dont ni vous ni votre mari n'êtes responsables. On pourrait dire avec un certain fatalisme que c'est « un passage obligé »… mais allons plus loin et dites-moi comment vous pourriez envisager de changer votre comportement à son égard ? Je pense à des attitudes plus fantaisistes comme le rire par exemple, l'humour aussi. C'est un bon moyen pour qu'il ressente qu'on s'intéresse à lui.

Auriez-vous la possibilité de prendre du recul sur ses attitudes disproportionnées et d'anticiper quelques échanges sur ce qui lui plait ?

Sur les conseils de mon guide j'insiste sur Adrien.

— Adrien veut s'amuser à expérimenter différents scénarios sur sa propre scène de théâtre. Ne serait-il pas plus agréable que vous gagniez sa confiance et tentiez de devenir « l'amie » à laquelle il a envie de tout transmettre sans se sentir jugé ? Il est vrai que votre mari ne dispose pas d'un horaire idéal pour prévoir en sa compagnie des moments de distractions comme faire du sport, de la marche en montagne ou encore de sortir en tête-à-tête dîner un soir de week-end.

N'oubliez pas que durant ce cycle de transformation ou état de « crise existentielle », Adrien aura tendance à renier la mère au profit du père (absent en ce moment) qu'il considèrera symboliquement comme son héros (Éros). Vous-même, en tant que mère, prenez l'habitude de le regarder comme un adulte. Communiquez avec votre mari en lui soumettant diverses propositions. Faîtes preuve d'une grande ouverture d'esprit. Le père aussi a sa part de responsabilités et se doit de lui montrer un itinéraire de vie sain et optimiste. Il devra lui transmettre l'endurance, le courage et la volonté d'entreprendre. Même si Adrien rouspète, ce n'est pas grave. Votre mari peut le mettre sur le fait accompli du style « j'ai déjà réservé une nuit dans ce gîte de montagne et on doit se lever aux aurores demain matin »...

L'innovation basée sur un changement d'environnement engendrera la mise en valeur de ses capacités physiques et mentales. De surcroît, la complicité avec son père lui donnera l'envie de prendre des initiatives ; je suis certaine qu'Adrien va se transformer. Il commencera à réaliser qu'il se sent reconnu dans ce programme partagé. Et vous, dîtes-moi, quel va être votre comportement face à ces nouvelles initiatives ?

Alors que j'attends sa réponse, je perçois dans ses yeux pétillants une lueur d'espoir.

— Vous pensez que je dois faire abstraction de toutes ses bêtises ? Vous me croyez capable de le considérer comme un jeune adulte même s'il m'agace au plus haut point ? J'aime bien le rôle d'éclaireuse... de copine. Je saurais en effet porter différentes casquettes sans lui faire de reproches. Après tout, j'aime bien faire du théâtre, mettre des personnages en scène... je le fais bien avec les petits à la crèche... oui, ça me va bien. Je vous suis infiniment reconnaissante, merci, merci... Je pourrais vous revoir d'ici deux mois pour faire le point ?

Puis s'ensuit très rapidement une autre question :

— Je pensais à une chose importante : pourriez-vous recevoir Adrien pour ses problèmes d'acné ; ce serait une excellente occasion pour qu'il vous rencontre.

Enfant terrible
(II)

Je reçois Adrien au cours de la semaine suivante. D'allure dégingandée, il est un séduisant jeune homme, et, qui plus est, semble fier de l'être. De son regard émane une profonde gentillesse. Je le mets à l'aise en lui offrant un thé glacé.

Il s'assure qu'il est bien au bon endroit en regardant tous mes diplômes accrochés au mur.

— Bon... ma mère m'a dit que vous étiez une pro pour les problèmes d'acné. C'est vrai que ça commence à durer et à me donner de sérieux complexes ; surtout avec les filles, je reste le bon copain, sympa et joyeux, vous voyez ce que je veux dire ? En fait, je me sens rejeté.

Comme je lui parle d'un traitement à base de terre d'argile et d'huiles essentielles, il m'écoute avec intérêt et nous nous mettons au travail pour peaufiner son traitement d'un commun accord.

— Dis-moi, j'aimerais en connaître un peu plus sur ta vie de jeune homme et tes relations avec ton entourage familial. Pourrais-tu me partager quelques informations ? Tu vois, l'acné n'est pas simplement d'ordre physique, souvent les états émotionnels peuvent jouer un grand rôle. Laisse-moi te donner un exemple : si tu te sens énervé ou frustré ou en colère cela va rejaillir inéluctablement sur ton foie et donc sur ta peau.

Mon hochement de tête l'invite à se confier à moi.

— Vous allez tout droit au but vous. En fait, j'ai d'énormes problèmes de communication avec ma mère. D'un côté elle est super et de l'autre elle ne me lâche pas les baskets. Il faut toujours qu'elle mette son grain de sel dans tout ce que j'entreprends. J'ai l'impression d'être un gamin de six ans. Alors je sors de plus en plus, dès que j'en ai l'opportunité. En tout cas, le vendredi soir et le samedi soir, elle sait que c'est sacré ; mes copains avant tout.

— Adrien, lui dis-je d'une voix douce, quand tu te disputes avec ta mère, puisque ton père est souvent absent paraît-il, que ressens-tu après cette petite crise familiale ? Est-ce que ton visage rougit de colère ou bien tu n'y attaches pas d'importance ?

À ce stade, Adrien me confie qu'en effet il éprouve toujours une grande colère contre sa mère... dès qu'elle ouvre la bouche, il ferme les oreilles et a envie de fuir. Elle lui tape sur les nerfs. Il me déblatère d'un coup une série de gros mots qu'il semble regretter sur le champ, il paraît démuni et malheureux de les avoir exprimés. Après tout c'est sa mère !

Tandis que je digère ce que je venais d'entendre, je lui demande un petit temps de réflexion. Sans attendre, je reçois une information directe de mon guide :

« La mère est très présente dans le cœur d'Adrien. Il lutte contre lui-même pour libérer un mal-être, une angoisse ou une

peur inconnue qui l'assaille et dont il n'a pas conscience. Il voudrait bien lui faire plaisir mais c'est plus fort que lui et les mots qui sortent sont parfois violents et cruels. Il parle sans réfléchir, quitte à le regretter ensuite. Puis il sort se changer les idées. Quelques séances de relaxation seront utiles pour parfaire le traitement mais surtout pour lui donner un éclairage sur ses potentiels. C'est un garçon brillant, curieux et qui doit consolider sa force intérieure. Nous l'aiderons. »

— Coucou Adrien, je suis là ! Merci pour ce temps de pause. J'aimerais que tu me parles objectivement de la manière dont tu conçois le rôle des mères en général. Je ne parle pas de celles de tes copains mais j'aimerais entendre ton opinion à toi. Quel est le rôle d'une maman à ton avis ?

Légèrement gêné par ma question, il esquisse un demi-sourire de séducteur puis engage le dialogue.

— Ben... une mère ça doit tout donner à son enfant. Elle doit le protéger, l'aimer et l'éduquer puis après elle doit le lâcher, n'est-ce pas ?

— Entends-tu par-là que ta mère t'étouffe de son amour parce qu'elle se fait du souci pour toi ?

— En fait, c'est plus que ça. Moi ce que je veux c'est sa confiance et aussi son humour. Elle semble toujours me culpabiliser de faire des rencontres hasardeuses qui pourraient mal tourner ou encore la phrase qui m'énerve : fais attention à toi, as-tu assez d'argent de poche, etc., ce genre de choses, vous voyez !

— Tu voudrais connaître mon opinion sur le rôle de la mère en général ?

— Ouais, je veux bien... alors dites toujours, dit-il en me jetant un regard perplexe.

— Eh bien... tu vois, avant ta naissance c'est toi qui l'as choisie pour explorer ton chemin de vie. Tout comme tu as choisi ton père. Parfois, on ne se rend pas compte de l'importance d'une mère qui est aussi là pour éclairer ton chemin. La mère est porteuse d'un cordon lumineux qui est relié à toi, à ton âme et qui t'aidera, quoi qu'il arrive, tout au long de ta vie. Je ne parle pas, bien sûr, du cordon ombilical qui est coupé à ta naissance mais de ce lien indestructible qui vous lie de cœur à cœur. Alors je te suggère de communiquer avec elle. De lui parler de tes sentiments, tes états émo-tionnels ou encore des histoires de tes copains pour qu'elle puisse t'écouter. Et si tu veux lui demander son avis, je suis sûre qu'elle te le donnera.

Une mère est la personne la plus complice dans une vie de jeune homme, avec laquelle tu peux tout partager. Même si tu ressens ses jugements, elle est là, bien présente. Elle est le miroir de toi-même. Parfois lui manquer de respect, c'est te dénaturer, te blesser aussi. La mère est porteuse d'un rôle sacré qui éclaire le chemin de ses enfants. Même si sa personnalité est forte, elle a du vécu et tu n'es pas obligé de tout prendre à la lettre.

Au minimum tu peux rétrospectivement réfléchir le soir dans ta chambre et repenser à ses conseils. Il en est de même pour les disputes ou les éclats de colère. On appelle cela des débordements émotionnels. Ce sont des passages obligés ; tu sondes ta personnalité. Alors si tu veux mon avis cela va engendrer le pardon. Au fond de toi-même tu ressens de la vulnérabilité, de la culpabilisation et souvent de l'impuissance n'est-ce pas ?

Alors, c'est le moment ou jamais de regarder objectivement toutes ces émotions au lieu de les rejeter. Le mieux sera de te pardonner à toi-même de les vivre. Même si tu ne comprends pas toutes les implications, tout cela te fait du mal et crée en toi beaucoup d'énergies négatives. Alors demande pardon à ton corps physique, ton corps émotionnel et ton corps mental. C'est pourquoi je te propose cet équilibrage par la visualisation en relaxation. Tu es un garçon plein de possibilités, d'ouverture de cœur et tous ces sentiments de mal-être te font perdre ton précieux équilibre, ton estime de toi-même. Tu veux essayer de pratiquer une relaxation ?

Adrien me répond :

— Pourquoi pas, après tout je n'en ai jamais fait. Ça va être une première pour moi !

Après un temps de respiration plus longue que la normale, je vois Adrien lâcher ses défenses et se détendre de plus en plus profondément. L'intonation de ma voix se transforme rapidement et je passe le relai à mon guide :

— Tu vois, Adrien, ton cœur est bon et généreux. Tu es venu au monde pour te réaliser pleinement. Les routes sont différentes pour chacun. Ce qui est important à ton âge est de ressentir tous tes potentiels. Tu peux essayer de reconnaître l'écoute de tes intuitions par exemple. Pour cela il y a les signes que t'offre ton guide de lumière. Tu en as un comme tous tes amis. Le tien ne demande qu'à t'aider à vivre dans la joie. Le mot-clé de ton guide est l'acte de « gratitude ». Reconnaître tout ce qui est bon en toi et prendre conscience que tu es généreux. N'est-ce pas toi qui es resté au milieu de la circulation à tes risques et périls pour soutenir ce jeune homme qui était tombé de son scooter et qui était mal en point ? Tu ne l'as pas quitté, tu lui as parlé et l'as couvert de ta veste en attendant l'ambulance. N'est-ce pas toi qui as demandé de l'aide aux automobilistes pour qu'ils s'arrêtent et ne vous fauchent pas tous les deux ?

Vois-tu, ton cœur était satisfait. Tu savais que c'était une bonne action. Peut-être que tu choisiras le métier de sapeur-pompier, on ne sait jamais. Tu as réalisé un acte de bravoure. La vie est un long chemin qui te montrera par des signes concrets combien elle peut être passionnante. Vis-à-vis de tes parents, sache que, eux aussi, ont eu de nombreuses inquiétudes surtout celle de ne pas s'intégrer pleinement dans un pays étranger. Ils ont plus de qualités que de défauts et ont tout fait pour te donner une vie pleine de noblesse de cœur et de simplicité. La gratitude te montre combien tu les aimes et tu leur es reconnaissant. »

Puis en douceur je reprends contact avec ma réalité tout en laissant mon cœur se réjouir qu'il soit aidé.

Revenant à lui, Adrien écarquille les yeux ; il se demande comment je peux savoir ce qui lui est arrivé deux jours auparavant.

Légèrement chancelant, il me demande s'il n'a pas rêvé. Très enthousiaste à l'idée qu'il ait pu revivre cet évènement, il sortit joyeusement.

Trois semaines plus tard, Adrien m'appelle :

— Elliott, je veux bien un autre rendez-vous.

Le message était passé et la confiance s'installait. Il arrive à mon cabinet tout réjoui, sa peau avait quelques traces d'acné mais plus de boutons suppurants. Tout s'était nettement amélioré. Il sait qu'il peut continuer son traitement avec succès.

D'emblée, il me demande une séance tout en regardant la natte de relaxation avec envie. Les mois qui ont suivi ont été étonnamment riches en évènements. Adrien veut entreprendre après son baccalauréat (diplôme de fin d'étude) une vraie formation de sapeur-pompier.

Il se sent prêt.

— Le truc dingue, me dit-il, c'est qu'il faut faire beaucoup de sport et j'adore ça ! Eux ne badinent pas avec l'entraînement, c'est du costaud. J'aime bien quand ils m'encouragent car ils savent qu'ils peuvent compter sur moi et qu'apparemment mon jeune âge ne fait aucune différence. En fait ils m'enseignent beaucoup de choses et m'expliquent aussi comment je dois ne pas m'impliquer dans les souffrances des autres. Ils m'utilisent au contraire pour parler et rassurer ces gens comme si j'avais fait ça toute ma vie. Je suis vraiment content.

Deux mois plus tard, je revois sa mère, Amelia. Elle est méconnaissable.

— Je ne reconnais plus mon fils tant il a changé. Je ne sais pas ce que vous lui avez fait mais il n'a pratiquement plus d'acné et croyez-moi, il suit scrupuleusement son traitement. Il passe un temps fou dans la salle de bain maintenant. Je suis si heureuse pour lui. Nos relations se sont nettement améliorées. Il me parle de sa vie, de son futur et nous passons plus de temps ensemble. Je le sens plus centré sur lui-même et parfois on a des crises de fou rire quand il arrive avec son masque d'argile pour me faire peur. Incroyable, quel changement ! Son père et lui sortent régulièrement toutes les deux semaines comme un rituel entre copains. Même mon mari se transforme, il est plus détendu et ne s'inquiète plus des sorties de son fils puisqu'ils communiquent entre eux. C'est incroyable !

De ce fait, nous avons repris confiance tous les deux en son besoin d'autonomie. Il veut travailler pour passer le concours des sapeurs-pompiers cet été. Il sera majeur le mois prochain. Apparemment, à la caserne il est bien noté.

Je réalise soudain combien un petit rien peut transformer toute une vie de famille. Je remercie chaleureusement mon guide. Tout a un sens en effet, les épreuves sont de grandes et belles leçons de vie pour ceux qui veulent aller voir l'autre côté du miroir.

Nouveau chemin de vie

Janvier 2010

Leila avait passé d'excellents moments de partage au sein de sa famille. Elle paraît plus légère et confiante. Nous sommes en pleine complicité. Avec simplicité elle me propose de lire son journal de bord où elle a noté les petits détails positifs qu'elle prend dorénavant très au sérieux. Je suis admirative de constater qu'elle a bien compris cette nouvelle approche.

Déjà, je la ressens plus joyeuse.

— Leila, j'aimerai à ce stade de notre exploration que vous me parliez de votre enfance. Y a-t-il un ou des évènements douloureux qui vous ont particulièrement marquée ? Fermez les yeux et prenez votre temps… c'est maintenant à la petite Leila que je m'adresse. Laissez venir des images de votre enfance, elles vont défiler. Puis regardez le film qui se déroule sous vos yeux comme une scène de théâtre…

Votre enfant intérieur ne va pas tarder à s'exprimer. Où est-elle ? Que fait-elle ?

Tout en se connectant aux événements douloureux sortis de son enfance, Leila émet quelques sons presque inaudibles puis se met à pleurer à chaudes larmes.

— Je suis dans la rue, il fait noir et j'ai froid. Maman faisait des courses et m'avait dit de l'attendre. Elle savait que j'aimais bien regarder les gens qui affluaient vers les magasins. Tout m'intriguait, leurs mimiques, leurs intonations de voix… mais j'aimais surtout regarder la tristesse des animaux attachés à la rambarde. L'un d'entre eux s'est détaché par inadvertance et j'ai couru pour le rattraper. Il se dirigeait vers les bois et je l'appelais « le chien ». Bien sûr, je ne connaissais pas son nom mais je voulais qu'il revienne. Puis le silence, j'étais perdue au milieu des fourrés et des grands arbres. Je n'avais aucune idée de l'endroit où j'étais. Je me suis réfugiée au pied d'un gros rocher, j'étais tétanisée. Je voyais des bêtes qui allaient me manger comme le Petit Chaperon Rouge… j'appelais et je criais… Maman, je suis là !… Je finis par m'endormir de fatigue. Plusieurs heures avaient passé lorsqu'un gros chien-berger vint me lécher le visage. Il y avait des policiers partout et tous étaient rassurés en m'apercevant vivante. Je me sentais tellement coupable de voir le chagrin et la peur sur le visage de Maman…

Elle commence à reprendre conscience doucement. Tout en s'étirant, elle me dit qu'elle n'aurait jamais imaginé qu'un tel souvenir de sa petite enfance soit si présent en elle.

— J'ai presque trente-six ans et c'est comme si c'était hier, me dit-elle d'un air étonné.

— Leila, nous voilà sur un traumatisme d'enfant. Cet évènement a cristallisé non seulement la peur de mourir mais encore le sentiment d'une profonde culpabilité d'avoir désobéi à votre mère. Ce sentiment est d'autant plus marquant qu'il naît d'une bonne volonté de sauver un chien ! Vous comprenez mieux maintenant votre volonté d'aider les autres à vivre mieux leur vie en lisant les cartes ?

La peur se transforme en confiance, vous allez protéger et rassurer votre enfant intérieur. En parlant à cette petite fille, vous allez la consoler mais n'hésitez pas à lui offrir tout votre amour, d'ici et de maintenant. C'est sur elle que vos pensées de joie iront le soir au coucher et le matin au lever. Vous trouverez, j'en suis sûre, le bon scénario pour la faire chanter et gambader de nouveau lors d'une promenade en forêt. Puis vous l'amènerez à reconnaître les beautés de la nature et tous les petits animaux comme les écureuils et les oiseaux par exemple.

En transcendant les traumatismes divers que d'autres séances purent mettre en lumière, Leila reprit le cours de sa vie qui, loin d'être monotone, devint riche en contacts relationnels et opportunités. Leila se découvre joyeuse et attractive. Elle est souvent invitée, ce qui semble la suprendre à chaque fois.

Dans les mois qui suivirent, elle était prête à communiquer avec ses guides et je pus ressentir sa profonde transformation.

Elle commença à goûter à sa vie tout en la célébrant avec intensité. Ses dons avaient décuplé et elle s'orienta vers le coaching spirituel avec succès.

Familles d'âme

Katia est l'une des personnes les plus exceptionnelles que j'ai eu à connaître. Notre parcours a duré des années et ensemble nous avons pu réaliser la puissance de l'amour des guides et des maîtres ascensionnés.

Lorsque j'accueillais Jessica, sa sœur handicapée, les guides étaient toujours présents avant même qu'elle n'arrive dans son fauteuil roulant. Une odeur de sainteté imprégnait la pièce comme pour l'accueillir. Elle ne pouvait ni parler ni marcher. Elle avait le don de ressentir les vibrations autour d'elle et c'était sa force.

Je la considère comme une sainte, une âme aimante du plus haut niveau. Elle a traversé de nombreuses souffrances physiques, a accueilli tant de défis, de dépassements d'elle-même. Elle a choisi d'être heureuse et de vivre une vie joyeuse pour elle comme pour les siens.

Katia est une accompagnante, une sœur d'âme en quelque sorte. Elle voue un amour grandissant à sa sœur et ensemble elles ont traversé bien des épreuves de vie.

Katia n'a que trente-sept ans. C'est une jeune femme d'une grande maturité spirituelle. Elle et moi formons un tandem depuis plusieurs années. Nous savons l'une et l'autre que chaque séance est une bénédiction. Chaque guidance aussi différente soit-elle des précédentes nous a menées vers plus de connaissances.

Souvent, nous étions impressionnées par le nombre de guides et maîtres ascensionnés qui étaient présents dans nos séances.

Lorsque j'ai vu Jessica pour la première fois, c'était une jeune fille timide et craintive. Le visage d'une beauté angélique et la pureté de son regard aux magnifiques yeux bleus, m'allèrent droit au cœur. Au fil des séances elle exprimait son bonheur d'être là. En lui testant le pouls je recevais l'information immédiate de ses souffrances : douleurs aux genoux, sciatique, douleurs de règles, du dos ou encore des chevilles. Jessica tournait la tête de droite et de gauche et arborait un sourire tout en émettant un son bien à elle pour dire oui, oui... Dans ce corps de chair meurtrie, l'âme de Jessica savait qu'elle allait subir ce terrible accident à la naissance. Son choix de vie est difficilement acceptable pour le commun des mortels. Son rayonnement de cœur et sa grandeur d'âme m'ont profondément touchée.

Ainsi, depuis son lieu d'habitation, Katia et moi l'emmenions par la pensée dans nos périples sacrés avec toutes les protections nécessaires au cheminement des différents plans d'élévation vibratoire.

Katia arrivait toujours en fin de journée. Nous pouvions expérimenter maints évènements. Nous prenions soin d'accueillir les autorisations et nous nous laissions guider. Ainsi nous explorions les grandes profondeurs du cœur, propulsées par l'énergie de la Source. Les couleurs dont nous étions enveloppées définissaient tel ou tel réglage relié à nos chakras. Le rééquilibrage s'effectuait spontanément par télépathie. Très jeune, j'eus la chance d'éveiller mes pouvoirs de clairvoyance ; aussi, je voyais ces grands êtres de lumière arriver à nous (nos fréquences étaient déjà élevées).

Ils pouvaient commencer leurs enseignements.

Je tiens à préciser que des techniques spécifiques de respiration à différents rythmes selon notre fatigue ou l'état du psychique, sont indispensables dans un premier temps. Puis la seconde phase est essentielle : apprendre à reconnaître (ressentir) les fréquences des êtres lumineux qui viennent à nous. Nous avions une approche directe par le cœur pour nous assurer que même des entités indésirables ne pourraient interférer. En effet, cela peut amener certaines personnes à vivre des délires mystiques pouvant les conduire à des états de folie obsessionnelle.

Restons très prudents quant à la description de leurs visions et ressentis. Ces êtres souvent bien intentionnés, dotés d'un diplôme aussi lumineux que leurs mains, prennent des risques énormes. La guérison est un état inné, rien ne s'apprend et personne ne doit en faire commerce.

Les maîtres sont très stricts avec cette approche. Le don de soi n'a rien à voir avec les techniques multiples qui foisonnent dans bon nombre de cabinets actuels.

Le don de soi est la première marche d'un immense escalier de cristal : nombreux seront les tests tout au long de la vie et comme le disait si clairement un grand maître ascensionné, reconnaissable à sa belle lumière violette :

« Rien ne s'apprend, Tout se joue dans l'instant présent ! »

Épilogue

Cet ouvrage a été écrit en partie dans les années 2010. En ce printemps 2020, il m'a clairement été demandé de le reprendre. C'est la bonne période d'après mes guides pour le faire connaître. Les présentations des différents cas cliniques, tout aussi intenses les uns que les autres, sont des histoires vécues.

Surfer sur les vagues de la vie

Rien dans ma pratique ne me prédestinait à l'écriture d'un ouvrage comme celui-ci. Je prenais ici et là de nombreuses notes tant j'étais émerveillée par l'entre-aide des guides et le soutien inconditionnel des maîtres ascensionnés. Jamais ils ne nous ont abandonnés.

Je peux comparer notre existence sur Terre à celle d'un océan terrestre en mouvement permanent. Nous sommes ce que nous créons par nos pensées. L'important est d'accueillir les tempêtes émotionnelles comme des expériences à traverser. Elles arrivent par vagues successives, elles aussi. Notre première attitude est de les accepter, la seconde, de trouver calmement des solutions, la troisième, de maîtriser nos états d'âmes afin de ne pas sombrer dans les eaux sombres et tumultueuses de la victimisation. Il est tellement facile de juger l'autre face aux injustices et aux conséquences de celles-ci sur notre quotidien.

Nous avons tous le choix de choisir notre vie, comme le disent si bien les guides, de la rendre joyeuse et rayonnante, éclairée par la lumière de notre cœur et nous gagnerons le paradis sur terre.

Le pouvoir d'attraction : demander et alléger nos pensées

La priorité sera de pratiquer l'introspection discipliner pour alléger nos états d'âme. Monter nos fréquences en activant l'énergie du cœur. Puis, vient le lâcher-prise pour mieux nous laisser guider vers nos meilleurs choix.

Ne jamais oublier que nos hauts et nos bas sont le reflet de nos pensées. Même si cela paraît de prime abord difficile à croire, nous pouvons laisser remonter nos conflits intérieurs ou apprendre avec douceur à surfer sur les vagues de nos états d'âme. Elles font partie intégrante du chemin pour que notre expérience terrestre prenne sens et cela grâce à notre courage et notre volonté d'évoluer.

Ainsi notre conscience du cœur s'affine, se peaufine tel un diamant brut que l'on a consciemment façonné au fil des années. Nos attitudes sont multiples selon nos différents masques de protection. L'être qui laisse émerger sa véritable identité prend moins de risques. Nous pénétrons dans la tempête de la vie, vague après vague et notre force intérieure, à elle seule, peut nous dévoiler un univers de solutions bienfaitrices.

La magie de la Vie

L'ouverture de conscience est basée sur notre volonté d'introspection. C'est l'unique chemin pour accéder au bonheur, éclairé par la lumière du cœur. Souvent, les guides nous proposent l'image d'un chemin immergé dans le brouillard où seules des petites lucioles brillent ici et là à nos pieds.

Aller capter l'énergie de sa propre source : telle est notre priorité

Le chemin est sinueux et la pratique exigeante. On doit laisser tomber nos vieux habits, ceux des insatisfactions, des souffrances passées, des multiples peurs, des croyances limitantes, des frustrations et toutes les insécurités pour continuer courageusement notre transmutation. En nous proposant de mieux vivre, nos sociétés nous imposent plus de parts d'innombrables rêves illusoires que de réalités saines et justes pour nous.

Nous voilà dirigés vers de faux affluents jusqu'à comprendre qu'à la prochaine crue, ils se gonflent d'eaux putrides et de désespoirs liés à l'insatisfaction des paradis artificiels. Générer des profits, accueillir de la reconnaissance à tout prix, voilà ce que l'on croit être juste. Des épreuves plus lourdes arrivent un jour ou l'autre, attirant vers nous une grande vague destructrice si puissante qu'elle nous oblige à renaître de nos cendres comme le Phénix. Sans aucun doute nous l'avons attirée inconsciemment pour mieux clarifier notre chemin.

Elle prend son temps pour nous broyer jusqu'à ce qu'une volonté d'en sortir nous ramène à la surface de l'eau. Là, nous retrouvons nos moyens. Nous redonnons un sens à notre vie. Nous pouvons user de toute notre créativité et pulsion de vie pour rejaillir dans un souffle salvateur.

L'essence de l'être

Après la descente, la remontée lumineuse, celle qui nous donne l'inspiration vers des projets justes et bénéfiques pour tous, celle qui nous réajuste pour réapprendre à marcher dans l'alignement du chemin éclairé. Tout peut se créer par la pleine conscience des joies simples, des moments partagés avec son entourage.

Prenez l'habitude de savourer la vie et de vous laisser bercer par la gratitude pour atteindre le meilleur de vous-même.

Je vous propose ce mantra* très puissant du grand maître ascensionné, Saint Germain. Répétez-le trois fois avec joie et émerveillement, les mains posées sur le cœur.

---

*Le mantra de Saint Germain est tiré du magnifique ouvrage de Philippe David, *La parole qui éclaire votre chemin, tome III, Elévation et Guérison,* Éditions Stellaire.

J'ai TOUT

J'aime TOUT

Je suis TOUT

Ce mantra vous aidera à canaliser vos plans de vie et vous permettra d'évoluer en Unité et Vérité dans l'union de votre masculin et féminin sacrés.

Accueillez dans le temps présent une belle sphère lumineuse pleine d'harmonie et d'amour de vous-même ; votre cœur pourra ainsi vibrer en pleine conscience, assuré de l'immense soutien des forces bienfaitrices de l'univers.

Les miracles continuent…

Je souhaitais partager avec vous d'autres petits miracles, dont celui d'une petite mission plus humaine qu'humanitaire.

Lors de vacances de fin d'année, je me réjouissais de mon départ en Inde. J'avais l'intime conviction que je devais apporter avec moi quelques trousses d'urgence et autres objets de première nécessité.

Puis, un matin sous ma douche, j'entendis la voix de mon guide me disant clairement :

« Il serait bon que tu puisses réunir une certaine somme d'argent au profit d'enfants démunis. »

Je préparais ce voyage depuis plusieurs semaines déjà songeant à visiter l'Inde du Sud et ses innombrables lieux sacrés. J'étais tout à fait enthousiaste à l'idée de voyager léger sans trop m'encombrer de vêtements en tout genre.

« J'achèterai sur place », me dis-je en préparant ma valise, dans ce beau pays dont j'avais tellement entendu parler.

Cependant je restai perplexe en repensant à ce message si réel que je ne pouvais ignorer. Alors, je mis en place une proposition auprès de ma clientèle, celle de créer une petite cagnotte au profit d'enfants démunis. Je reçus des petites donations ici et là et j'étais ravie du résultat final. Ce projet allait prendre vie d'une façon ou d'une autre.

Aéroport de Bangalore (Inde du sud)

Décembre 2007

À l'arrivée, au milieu d'une foule de bagages en tous genres, je décidai d'aller changer ma cagnotte et mon argent personnel en roupies indiennes. Quelques instants plus tard, affolée, je regardais s'empiler les masses de billets sur le comptoir du bureau de change. Je demandais alors au représentant, qui semblait amusé par mon regard effaré, de me laisser le temps d'aller acheter un sac à dos dans l'une des boutiques de l'aéroport.

Le sac à dos

Mon précieux sac en main, j'empilais les billets très consciencieusement. Mon sac était bourré à craquer. Je décidai de le porter non pas sur mon dos mais sur ma poitrine. Je déambulais tant bien que mal vers la sortie. Les senteurs de l'Inde m'assaillirent et j'étais bien loin d'imaginer ce qui allait suivre.

J'eus la chance de trouver un taxi pour me rendre dans un lieu de pèlerinage de mon choix, Puttaparthi, à environ 5 heures de route au nord de Bangalore. On m'avait laissé entendre qu'il y avait dans les environs de nombreux temples très anciens dédiés au dieu Shiva.

Munie d'un masque contre la poussière, je fus mise dans le bain de manière radicale, sur les routes bondées, parfois impraticables tant l'entretien était pitoyable. La fatigue commençait à se faire sentir. J'étais partie la veille et cela faisait plus de 24 heures que je n'avais pas dormi.

Arrivée au village, je commençais à me demander pourquoi j'avais choisi cet endroit désertique et si pauvre. La pièce qui m'avait été attribuée ressemblait plus à un grand placard crasseux aux draps douteux qu'à une chambre d'hôte. Je m'écroulais sur mes serviettes, ivre de fatigue.

À mon réveil le lendemain midi, je réalisai qu'il me fallait trouver de quoi manger. À cet instant, je me suis mise à douter de tout. Ce voyage était pour moi un rêve certes mais j'ignorais tellement de choses sur la réalité des conditions de vie de ce pays.

Je décidai alors de me promener dans les ruelles bruyantes et colorées. Des odeurs d'épices m'assaillaient de tous côtés, mélangées aux effluves d'encens. J'étais transportée dans un autre univers. J'abandonnais mon costume d'européenne, au sens propre comme au sens figuré, et m'achetai deux ou trois penjâbis (pantalons et tuniques indiennes). Puis je me mis en quête d'un restaurant. Là, n'en pouvant plus, je demandai de l'aide à mes guides car je savais que la nourriture était très épicée. Dans les minutes qui suivirent j'entendis parler français. Quelle bénédiction, ils m'avaient entendue !

Ces personnes allaient manger et je les accompagnais toute contente de me renseigner sur cet endroit particulier qui m'apparaissait tout d'un coup plein de magie !

Cette rencontre imprévue s'avéra fructueuse en détails et conseils avisés. J'avais atterri dans un lieu de pèlerinage très connu ce qui expliquait la foule qui m'entourait et qui parlait plusieurs langues.

Progressivement, je recouvrai mes esprits. Je comptais rester deux semaines pour m'apprivoiser au charisme de l'Inde avant de repartir avec mon précieux sac à dos.

Les journées défilèrent à toute vitesse. J'avais rencontré des personnes exceptionnelles autant par leur culture et ouverture de cœur que par la sérénité qui émanait d'eux. Je me sentais si bien que je songeais à prolonger mon séjour.

Les évènements s'enchaînèrent de manière incroyable. Je me spécialisai dans les pierres et cristaux auprès d'un expert népalais. Puis je me liai d'amitié avec un jeune indien, Srinivas, qui parlait un anglais remarquable. Il m'apprit que les enfants démunis n'avaient aucune chance d'être scolarisés et que dès leur plus jeune âge, ils n'avaient d'autre choix de vie que d'aider leurs parents aux champs ou porter des bidons d'eau depuis les différents puits du village. Apparemment l'eau était cruciale pour ces gens pauvres qui avaient tout juste de quoi se nourrir et s'habiller. D'emblée je fus impressionnée par leur dignité et gentillesse. Les enfants des rues abondaient ici et là, avec leurs vieilles bouteilles en plastique à la main. Aucun d'eux ne quémandaient vraiment.

Dans leur regard on pouvait sentir de la curiosité mêlée à une grande bonté.

Au cours d'une conversation, Srinivas me dit qu'il pouvait m'accompagner auprès d'une femme exceptionnelle qui s'occupait d'enfants des rues. Il me dit qu'elle croyait à l'intelligence de ces enfants et leur donnait (dans quelques mètres carrés) des bribes d'éducation en leur apprenant à dessiner les lettres sur de petites ardoises avec quelques morceaux de craie bien usagés.

À l'écoute de ce message, mon cœur fit un bon et je le suppliai de m'amener à cet endroit qui se situait non loin de là dans un des quartiers pauvres.

Ma rencontre avec Saigeetha

Je découvris la pauvreté des lieux avec effarement. Les rues étaient à peine visibles tant les égouts étaient remplis de détritus. Ils dégageaient une puanteur nauséabonde. Puis au tournant de cette ruelle malodorante, je l'aperçus : elle était là, d'une remarquable beauté dans son sari turquoise, s'adressant à des petits enfants qui chantaient les lettres en telugu (dialecte du sud de l'Inde), assis à même le sol craquelé par les pluies de la mousson.

Dès mon arrivée dans cet endroit, mon cœur battit la chamade. J'étais attendrie de voir ces bouts de chou dépenaillés mais tellement heureux d'apprendre à dessiner les lettres et à les chanter. Je rencontrai une jeune femme hors du commun, prénommée Saigeetha. Elle m'accueillit chaleureusement et m'offrit un délicieux thé Chai. Puis selon la coutume, elle me raconta son histoire. Elle-même avait fait des études d'enseignante mais se sentait très démunie après le départ de son mari suite à une maladie foudroyante. Sa condition de veuve n'était pas des meilleures puisque tout ce qu'elle possédait avait été repris par la belle-famille.

Elle m'expliqua l'histoire des castes en Inde et m'exprima dans un élan du cœur que quoi qu'il advienne, elle souhaitait continuer l'œuvre de son défunt mari.

— Ces enfants font partie des plus pauvres. Ils viennent comme ils peuvent, surtout le soir ils sont toujours plus nombreux. Je n'ai plus de matériel : vous voyez cette ardoise sert à plusieurs mais on se débrouille avec ce qu'on a, c'est-à-dire pas grand-chose.

Enchantées de cet intense moment de partage, nous nous quittâmes en nous serrant dans les bras. Je lui promis de revenir dès le lendemain.

Le lendemain matin au réveil, je reçus un message extrêmement clair de mon guide.

« Tu es venue ici pour aider cette jeune femme. Ton voyage s'arrête ici et tu le sais au fond de toi. Nous t'aiderons à réaliser l'une des plus belles œuvres terrestres qui marqueront ta vie. N'as-tu pas enseigné ? N'as-tu pas soigné ? N'as-tu pas une cagnotte pour les enfants pauvres ? Tout est prêt pour toi. Tu as le libre arbitre. Nous te demandons juste d'écouter ton cœur ! »

Dès cet instant, tout s'éclaircit pour moi. La cagnotte irait directement à Saigeetha pour ces enfants, cela ne faisait aucun doute.

Je revis Saigeetha de nombreuses fois et je l'appréciais chaque jour un peu plus. Elle avait une foi débordante et un visage rayonnant qui m'indiquait qu'elle méditait beaucoup. Tout me dévoilait combien elle pouvait avec courage et détermination surmonter les épreuves de la vie.

Je décidai de lui exposer mes projets. Je m'attardai sur mon rôle de thérapeute, lui expliquant ma vie et mes contacts avec l'au-delà ; elle sourit en me disant qu'elle recevait des signes et parfois des messages de son défunt mari. Celui-ci n'allait pas tarder à me mettre au travail.

La nuit suivante je fis un rêve et je pressentis de très belles choses.

J'informai Saigeetha que j'allais prendre une photo de chaque enfant pour les faire parrainer par ma clientèle. Puis, je me mis au travail avec elle pour faire démarrer un projet qui m'était jusqu'alors totalement étranger. J'avais une certitude inébranlable en moi et c'était bon signe. Nous formions déjà un tandem. Je pris toutes les informations nécessaires sur les salaires des enseignants, les autorisations gouvernementales, le coût des uniformes et des fournitures scolaires.

En Inde, le système d'éducation est très exigeant. Les règles doivent être respectées au même titre que celles d'une école privée.

La veille de mon départ, je pris mon sac à dos et le lui remis en lui disant qu'elle pouvait d'ores et déjà commencer à acheter des fournitures sans perdre de temps.

De retour à Genève, après avoir ouvert une association à but non lucratif, je proposai à ma clientèle pour un prix modique de parrainer un enfant. Très rapidement, de nombreuses personnes furent ravies de choisir un enfant sur photo sur un coup de cœur, émerveillées de pouvoir le soutenir dans son éducation.

L'organisation et la mise en place des statuts furent d'une grande simplicité. Nous fûmes mon trésorier et moi-même, étonnés de la fluidité des réceptions de fonds. Les résultats devinrent fulgurants au fil des années.

Le bâtiment principal qui se composait de trois petites pièces (habitation de Saigeetha) et d'une estrade à l'air libre, protégée par un toit en tôle, possédait d'excellentes fondations. Quatre étages de plusieurs classes carrelées furent construits dans les trois années suivantes.

Chaque année, le nombre d'enfants augmentait et les enseignants prenaient leurs rôles très à cœur. Les autorités regardaient d'un œil suspicieux qu'on puisse privilégier des enfants démunis (caste inférieure) et commencèrent une liste de doléances : salle pour les enseignants, pièce d'informatique, bibliothèque, sécurisation en fer forgé des balcons et hall de réunion pour tous sans compter les extincteurs dont nous n'avions absolument pas besoin. Ils exigèrent également une aire de jeu.

De prime abord, cela paraissait impossible mais avec la foi, selon un bon vieux dicton, on peut soulever des montagnes, n'est-ce pas ? Chaque requête, exigée sous les deux ans, a été scrupuleusement accomplie grâce à des aides ici et là qui me tombaient du ciel. Merci à ce cher « Naganna », le défunt mari de Saigeetha. Il a été un vrai guide accompagnateur et le reste encore à ce jour.

Quel honneur de pouvoir réaliser son programme sur le plan terrestre !

Bientôt, trois nouveaux bâtiments furent construits dont une petite école maternelle incluant une petite « nursery » pour les plus petits. Les enfants affluaient des villages alentours et en 2018, une campagne de vélos permit à certains d'éviter de faire 5 à 6 km à pied avec des sacs de livres beaucoup trop lourds pour eux.

De nos jours, l'école bat son plein et est devenue l'une des plus réputée de cette région de l'Andra-Pradesh. Le quota de réussite scolaire aux examens officiels dépasse l'entendement. Nous accueillons près de 680 enfants dont certains (380) restent encore à parrainer. Plus de 30 enseignants se donnent corps et âme pour obtenir les meilleurs résultats.

Saigeetha a dû repasser de nombreux diplômes pour être nommée directrice principale d'une institution privée : Medium-High-school.

Je suis honorée après 13 années de travail en commun de constater tout ce que nous avons pu réaliser ensemble.

Naganna, m'a suivi fidèlement depuis son plan céleste. Il m'a toujours guidée par des rêves explicites et encore maintenant, c'est lui qui me fait signe quand je dois écrire mes newsletters aux parrains et marraines pour les informer des nouveautés de l'école.

Pour toute information vous pouvez vous suivre sur le lien ci-dessous :

https://eco-hameau.entre-coeurs.org/parrainage-enfants

Vous pouvez aussi m'écrire à cette adresse email :

francoise.elliott88@gmail.com

Expansions de conscience

« Sachez que tout se transcende dans la lumière. »

Archange Métratron

I : Vers l'ancrage — La purification du Soi

Je vous propose un voyage au centre de vous-même pour libérer vos fatigues du stress récurrent et surtout les blessures du passé qui vous empêchent d'être *ici et maintenant* dans votre paix intérieure.

Retirez-vous dans un endroit calme. Allumez une petite bougie et enregistrez ce texte à voix haute (voix paisible et enjouée). Par la parole vous allez émettre des ondes qui vont toucher votre histoire personnelle et laisser remonter tout ce que vous ne voulez plus, consciemment ou inconsciemment.

Avant de lire ce texte, prenez quelques profondes inspirations/expirations afin que l'intention de plénitude soit bien ancrée.

Votre corps est en position allongée ou en position assise, la colonne vertébrale bien droite. Les mains sont posées sur vos genoux. Assurez-vous de ne pas être dérangé(e) durant le temps de cet enregistrement. Choisissez une musique de méditation que vous aimez. Lisez attentivement le texte auparavant pour comprendre chaque étape et commencez.

Tout ce qui est souligné peut être répété deux ou trois fois selon vos besoins. Tout va dépendre de votre état de conscience du moment présent.

Je respire calmement ... tranquillement ... je porte toute mon attention sur ma respiration douce, calme et fluide ...–... limpide ...–...–...

Je ressens un réel délassement venir à moi ...–... je suis consciente de m'offrir ce temps sacré avec moi-même ...–... je m'abandonne encore plus profondément à cette détente ...– ...–...Comme j'inspire et j'expire... mon corps est de plus en plus calme et détendu ... calme et détendu ... de plus en plus détendu ...–... relâché ...

Mon regard intérieur s'amplifie et je dirige ma conscience vers la voute plantaire de mes deux pieds ...–... et suivant mon inspiration et de mon expiration, je perçois deux belles racines de lumière qui s'enfoncent doucement dans la terre-mère ...– ... mes racines deviennent de plus en plus lumineuses ... elles s'enfoncent de plus en plus profondément ...–... j'accompagne par la pensée ces puissants faisceaux lumineux jusqu'au centre du cœur de notre terre-mère ...–... ils atteignent une sphère scintillante émanant d'une splendide grotte de cristal...–... ce lieu sacré brille de mille feux ...–... je ressens mes belles racines s'ancrer dans le sanctuaire au cœur du cœur de la terre-mère ...–... ce lieu est désormais mon lieu d'ancrage ...

mon lieu de ressourcement dans lequel je me sens totalement protégé(e)... en sécurité ...–...–...

J'inspire intensément cette atmosphère lumineuse ...–... et j'accueille ces fréquences d'ondes positives comme une bouffée d'oxygène ... je prends conscience de l'amplitude de ces énergies ... et je les laisse remonter en douceur vers mes pieds ... mes chevilles ... mes cuisses ... mes hanches ... mon bassin ... jusqu'à mon thorax ... ces énergies sont porteuses de grâce ...–... de bonté ...–... je les laisse m'imprégner pleinement ...–... je les laisse maintenant se diffuser dans tout mon corps jusqu'au sommet de ma tête ...–...–...où je ressens ma spirale de lumière s'éveiller ...–... je respire les effluves du père-ciel et j'accueille son énergie de sagesse ... de magnificence ...–... je me laisse bercer par ce souffle divin qui me pénètre tendrement ...–...–...

*Je laisse ma conscience se déplacer vers la zone de mon troisième œil (*situé au centre de mon front entre les sourcils ou sixième chakra*) ...–... plus ma respiration est calme et tranquille plus mon regard intérieur s'amplifie ... j'ouvre les portes de mon intuition ... et je découvre subtilement toutes les ressources qui sont en moi ... je prends conscience de mes dons, mes vraies valeurs et toute ma créativité ...–...–... mes perceptions s'affinent harmonieusement ...–...–... je m'ouvre à l'amplitude de mon féminin sacré ...* (ce chakra est porteur de votre force féminine).

Tout en ressentant ce potentiel créateur ...–... je me concentre vers tout ce qui peut inhiber sa libre expression ... et dans une expiration profonde, je libère ce trop-plein dans mes deux bras jusqu'aux coudes... jusqu'aux poignets ...–... jusqu'au bout du bout des doigts ...–... vers la paume de mes deux mains ...–... mes mains sont deux sas d'évacuation ...

Je prends conscience de libérer toute la fatigue de la semaine ... toutes les ondes négatives accumulées ... – ... toutes les frustrations ...–...–... toutes les préoccupations du moment ... toutes les injustices ...–... les soucis qui m'accablent ...–...–... tous les chagrins ... les meurtrissures et autres blessures de mon passé ...–...–... je les sens s'évacuer naturellement ...–... et tout ce que je ne veux plus de pesant dans ma vie d'ici et de maintenant se libère et s'éloigne de moi ...–...–...–... tout s'évacue harmonieusement vers la paume de mes mains ...–... –... mes mains deviennent de plus en plus chaudes et lumineuses ... lumineuses ...–...–...

Suivant mon inspiration et de mon expiration, je laisse mon troisième œil vibrer ...–... il pulse doucement d'une lumière aussi brillante qu'une étoile dans le ciel. (Je photographie intérieurement cette vision pour la graver dans mon esprit.) *...–...–...–... de ce point lumineux, je ressens une puissante force d'attraction ...–... puis une douce sensation de tendresse ... de lâcher-prise comme si tout mon corps s'allégeait ...–... je suis libéré(e) de toute emprise du pouvoir de mes pensées ... –...–...*

Je respire maintenant la lumière irradiante de la grotte de cristal de la terre-mère pour l'accueillir vers la zone de ma gorge (chakra de la communication) *…– … et je ressens cette zone s'amplifier… rayonner afin de dissoudre tous les non-dits émotionnels … je les laisse venir à moi …–…–…–… et j'expire en conscience ces pensées de tristesse vers la paume de mes deux mains …–…–…–…–… mes mains deviennent chaudes et lumineuses …–… je me laisse aller à cette sensation de libération intérieure …–….*

Tout en douceur, je déplace maintenant ma conscience vers le chakra du cœur (zone du thorax) *…–…–… et je me focalise sur l'amplitude des ondes de bien-être qu'il émane …–…–… je capte sa fréquence joyeuse …–… je m'immerge dans son énergie d'amour … de grâce … de bonté …–…de compassion …–… Je diffuse ces ondes lumineuses dans tout mon corps jusque vers la terre-mère pour la remercier de son infinie bonté …–…–…–…–…–…*

(Je visualise ensuite le centre de ma tête au sommet du crâne.)

Maintenant je centre mon attention vers mon chakra couronne qui se met à vibrer doucement …–…–… et je perçois une brillante spirale de lumière qui monte vers le ciel …–…–… vers l'infiniment grand …–…–… je prends doucement contact avec l'énergie de ma source divine …–… ma source est si brillante …– … si aimante …–… elle m'irradie de joie et de plénitude …

J'accueille alors mon masculin sacré qui s'unifie à l'énergie de ma terre-mère ...–...–...

J'insuffle cette énergie dans les grandes profondeurs de mon cœur ...–... où je visualise un diamant aux mille facettes ...–... et dans une profonde inspiration/expiration, je diffuse son étincelante lumière dans tout mon corps pour mieux le régénérer ...–... j'en imprègne en douceur tous mes organes ... –... tous mes muscles ... toute mon ossature ...–... tous mes centres nerveux ... jusqu'à renforcer cette énergie vibratoire dans toutes mes cellules qui se mettent à rayonner ...–...–...– ... cette force vitale crée une immense bulle dorée/argentée tout autour de moi ... telle une membrane invincible que seul le positif peut traverser ... je perçois sa transparence et sa brillance ...–...–...–... je baigne dans ce cocon de lumière, je me nourris de toutes ses vibrations d'amour ...–... et je laisse venir à moi les mots ... joie ... confiance ... harmonie ... gratitude ... –... émerveillement ...–...–...–...–...–... je reconnais la splendeur de ma source ... je me sens bénie ... je suis en paix ... qu'il en soit ainsi ...–...–...–...–...–...–...–...–...–...–...–

Laissez encore quelques minutes la musique, le temps de prendre conscience de l'endroit où vous êtes... soit vous vous endormez paisiblement soit vous *revenez doucement à vous en visualisant votre corps dans sa position actuelle ...–... prenez votre temps ...–... retrouvez votre corps apaisé et joyeux ...– ...–... puis des respirations plus toniques... je commence à remuer doucement les doigts de mes pieds puis de mes mains*

…–… *puis je m'étire tranquillement* … totalement détendu(e) et ravi(e) d'avoir vécu ce beau voyage initiatique…

Ce message de pleine détente peut être écouté autant de fois que vous le désirez.

II : L'Amour de Soi

Comment s'aimer, se reconnaître et retrouver la confiance en soi

L'amour de Soi est le travail de toute une vie. Il est souhaitable de s'affranchir des croyances, des cadres de vie limitants et surtout s'autoriser à se sentir différent. Si vous êtes dans le bien-être, la flamme de vie qui est en vous s'accroît, s'am-plifie. Sinon vous vivez avec des hauts et des bas, assailli(e) par des « formes-pensées » frustrantes tout en ayant le sen-timent de ne pas vous sentir libre de vos choix. La tristesse et le manque d'entrain sont souvent les premiers indicateurs du dysfonctionnement de vos vortex d'énergies (chakras). Vous sentez-vous en manque de reconnaissance envers vous-même ?

Alors ce voyage initiatique est pour vous.

Il est primordial d'apprendre à cultiver l'estime de soi, et ce, avant de penser à vous occuper d'autrui. En dehors de votre vie active, prenez l'habitude de vous changer les idées, de vous ressourcer dans la nature et de faire le plein d'énergie. Cela va raviver votre confiance en vous tout en vous ouvrant les portes du mieux-être.

L'émerveillement est la qualité suprême de la magie de la vie. Votre intuition se développe à chaque expansion de conscience et très naturellement vous prendrez l'habitude d'être à l'écoute de votre force intérieure, celle que l'on appelle « sa petite voix ».

Cette relaxation est la continuité de la première ; l'ancrage étant la clé de votre alignement.

Prenez 5 profondes inspirations/expirations ...–...–...–...–... Assurez-vous de l'ancrage de vos racines de lumière à vos pieds et commencez.

Ce qui est souligné est à répéter deux fois.

J'inspire et j'expire et je me concentre sur l'écoute de ma respiration ...–... les battements de mon cœur ...–... j'accueille le calme et la douceur ...–...–...–... ma respiration est lente et profonde ...–... mon corps est de plus en plus calme et relaxé ...–...–... détendu ...

Je visualise au-dessus de ma tête une étoile scintillante (à quelques centimètres du sommet du crâne) *et j'inspire pleinement cette belle lumière irradiante.*

Tout en relâchant mes tensions, je ressens une énergie douce et chaude imprégner tout mon corps ...–...–... j'imagine une belle cascade de lumière qui me purifie de toutes fatigues ... de tout stress accumulé ... et autres formes-pensées frustrantes ...–... mon corps est de plus en plus détendu ...–... calme et relaxé ...–... relaxé ...–... je m'enveloppe dans ce bien-être ...–... je vis pleinement ce bain de sérénité ...–...

Toutes les tensions de mon corps s'évanouissent … je laisse cette énergie lumineuse traverser le sommet de mon crâne, vers ma nuque …–… puis vers mes épaules …–… cette eau lumineuse me nettoie en profondeur et glisse le long de mes bras… jusqu'aux coudes … jusqu'aux poignets, pour s'évacuer par la paume de mes deux mains.

Tout en prenant conscience de cette énergie positive, je continue à l'inspirer …–… plus je l'inspire, plus elle s'amplifie … je la ressens descendre le long de ma colonne vertébrale, libérant mon dos de toutes ses tensions …–…–… je la laisse s'écouler tel un fluide lumineux jusque dans mon bassin …–… mes hanches …–…–… mes cuisses …–… mes genoux …–… mes chevilles …–… et se libérer par la voute plantaire de mes deux pieds vers la terre-mère qui l'accueille généreusement pour tout transformer …–…–…–…

Dans cet état de lâcher prise, je déplace ma conscience vers mon chakra racine …

(Situé au niveau du périnée et de l'axe coccidien, c'est un puissant vortex qui renforce votre alignement.) Lorsque vous recevez l'eau lumineuse de votre cascade, celle-ci devient rosée-rouge-magenta.

… Je ressens cette belle énergie de lumière rouge irradier mon chakra racine …–…–… j'ai pleinement confiance en moi …–… <u>je suis capable d'attirer à moi le meilleur</u> … je n'ai plus peur de l'échec …–…–…–… je me sens en sécurité …–… j'accueille

mon ancrage dans l'ici et le maintenant ...–... j'ai pleine confiance dans mes dons et valeurs profondes ...–... je rayonne dans la joie de vivre ...–...–... je me donne le droit de recevoir toute l'abondance et les richesses de la vie que je mérite...–...–...

Je remercie l'univers pour son infinie bonté...

Je dépose ma conscience vers le second chakra ou vortex sacré et je laisse l'énergie lumineuse de ma cascade vibrer d'une belle couleur orange ...–... (Ce vortex se trouve à environ 4 doigts en dessous du nombril.) ... *je pénètre dans la sphère de mes émotions.*

... J'ai le droit et je suis capable d'attirer à moi le meilleur ...–...–... j'aime rire ... je suis une personne joyeuse ...–... j'aime créer ... je suis riche émotionnellement et en pleine maîtrise de moi-même ... j'aime la convivialité ... je vibre au ressenti de ma vitalité ...–... de ma joie de vivre ...–... je vis une sexualité épanouie ...–... je suis en parfaite harmonie avec moi-même et dans mes relations aux autres ...–...–... j'ai confiance en moi à tout point de vue ...–... je me sens en totale possession de mes richesses intérieures ...–...–...–... je remercie l'univers pour sa sublime infinie bonté.

Je dépose ma conscience maintenant sur le chakra du plexus solaire (zone de l'estomac) *et j'inspire l'énergie lumineuse de ma cascade qui prend une intense couleur jaune aussi puissante qu'un soleil ...–... je me laisse flotter un instant dans cette surprenante sensation de rayonnement ...–...–...*

consciemment, je libère toutes mes parts d'ombre qui m'empêchent d'avancer et d'être moi-même ...–... j'accueille l'optimisme et la joie de vivre ...–... je suis l'image de moi-même dans ce qu'elle a de plus positif ...–... j'ai conscience d'avoir du charme et du charisme ...–... (Prenez une photo de vous pleinement heureuse et gravez-la dans votre esprit.) *...–...–...–... j'attire à moi le succès et l'abondance dans tous les domaines ...–... je suis maître de toute situation ...–... j'ai chaque jour de plus en plus confiance en moi ...–... je visualise l'amplitude de ma réussite ...–...–...–... j'ai conscience de mes vraies valeurs ...–... de ma sagesse intérieure ...–...–... je remercie l'univers pour son infinie bonté.*

Je visualise le chakra du cœur (zone du thorax, derrière le sternum) *et je ressens déjà une douce lumière verte émeraude s'écouler de ma cascade de lumière ...–...–...–... elle est fluide ...–... je la savoure avec émerveillement ...–... elle m'imprègne de tout son amour inconditionnel ...–...–... m'enveloppe d'affection ...–... de tendresse ...–... je suis en contact avec le centre de ma sagesse intérieure ...–... je suis rempli(e) de compassion ...–... je reçois des vagues d'énergie si puissantes que je me sens rayonner d'une joie profonde ...–... j'ai le sentiment d'être en parfait accord avec qui je suis ...–... j'ai la sensation de m'estimer sur tous les plans de mon être ...–...–...–...–... tout est si simple ...–... si naturel ...–...–... mon corps s'enveloppe d'un amour pur ...–...–... mon cœur se remplit de joie ...–...–...–... j'aime le monde qui m'entoure ... je bénis ma famille, mes amis, mon entourage ...–... je les enveloppe de mon rayonnement et j'en éprouve un immense plaisir ...–... je ressens mon cœur déborder de bonheur ...–...–... je remercie l'univers pour son infinie bonté.*

Le contact avec le chakra de la gorge est source de communication avec autrui. Il est la clé qui ouvre la porte à notre monde intérieur et à notre petite voix.

J'accueille de nouvelles fréquences d'ondes lumineuses d'un bleu très pur et je me connecte au chakra de la gorge ...–... je me sens de plus en plus léger(ère) ...–... je suis en résonnance subtile avec mon inspiration intuitive ...–...

J'avance vers le beau, le bon et le juste pour moi ...–... je me sens protégé(e) ...–... aimé(e) ...–... mon aura est de plus en plus lumineuse ...–... je suis en paix...–... je remercie l'univers pour son aide radieuse.

Je déplace mon attention vers le centre de mon front (entre les deux sourcils) *...–... tout en restant connecté(e) à ma respiration douce et calme ... je reçois l'énergie lumineuse de ma cascade ...–... elle vient m'inonder d'une belle couleur bleu indigo ...–... et je la dirige naturellement vers le centre de mon front ...–... je la laisse vibrer au plus profond de mon « troisième œil » ...–... une immense paix m'envahit ...–... je vis une sensation de plénitude ... mon corps se régénère au contact de ces hautes vibrations ...–... mes ondes cérébrales se ralentissent ...–... le temps n'a plus d'importance ...–... je laisse mon esprit voguer ...–... une brise légère caresse mon visage ...*

j'ai l'impression de pénétrer dans un espace sacré ...–... je laisse mon intuition me guider ...–... ma confiance s'installer...– ... je vibre dans un univers de hautes fréquences vibratoires ...–...

Je sens mon cœur pulser dans cet espace de sérénité ...–... je me sens régénéré(e) ...–... mon mental n'a plus aucune prise ...–... je suis tel(le) que je suis et je m'accepte comme je suis ... –... je me ressource pleinement ...–...–... je remercie l'univers pour son aide radieuse.

Dans ce total bien-être, je déplace ma conscience vers le chakra couronne (au sommet de ma tête) *...–... je me sens baigné(e) dans une bulle d'amour pur de couleur blanche et or ...–... je suis en parfaite harmonie avec moi-même ...–... je me sens béni(e) ... aimé(e) ...–... je vibre à ma source d'amour inconditionnel ...–... je suis en paix ...–...–...–...–...*

Je remercie l'univers pour son aide radieuse.

Lors d'une rencontre avec son guide de lumière ou ange gardien, souvent plusieurs guides sont présents. Ils sont de grande taille et vibrent d'une lumière étincelante. Dans cet état vibratoire vous pouvez continuer l'enregistrement.

Mon corps est dans un parfait lâcher-prise...–... et mes pensées sont fluides et légères ... aérées ...–... une belle lumière blanche/argentée se déverse sur ma tête et enveloppe tout mon corps dans une magnifique bulle transparente .... Je me sens imprégné(e) de sérénité ...–... mon corps flotte avec fluidité et légèreté dans un total bien-être...–... si mes pensées s'accrochent ici et là... elles s'évanouissent naturellement ...–...

Je déplace ma conscience vers un lieu d'une grande beauté ... tout est calme et serein ... le chant des oiseaux ... l'eau de la cascade de lumière ...–... une douce brise me caresse le visage ...–...

Je laisse mon regard entrevoir un sentier menant à une vaste clairière lumineuse ...–...–... je ressens que ce lieu sacré est porteur d'ondes d'amour qui m'attirent irrésistiblement ...–...

Plus mes pas s'approchent de ce lieu et plus je me sens aspiré(e) vers une forme lumineuse qui prend forme au fil de mon avancée ...–...–... je ressens tellement de bonté et de sérénité que je ne peux résister l'invitation de mon guide ...–... l'air est si pur ... je goûte pleinement à cet espace de paix ... tout n'est qu'énergie d'amour autour de moi ...–... je suis en sécurité ... mon guide m'invite d'un geste de la main dans une pyramide de cristal si lumineuse que j'en suis ébloui(e) ...–...–... il m'incite à le suivre et je découvre un immense sas de lumière inondant la pièce ...–...–... au centre, des coussins de toutes les couleurs ...–... mon guide me laisse choisir celui que je désire ici et maintenant ...–...

Dans cet espace de paix, j'entends sa voix douce et aimante ...–... elle me rassure ...–... nous commençons l'entretien et je me laisse aller par la pensée à lui raconter tout ce que je ne veux plus ...–...–...–...–...–...–... (long temps de pause) *puis tout ce que je désire faire de ma vie pour qu'elle attire à moi la chance, la réussite et l'abondance que je mérite pleinement… –…–…–…–…–…–…–…*

Je perds la notion du temps qui s'écoule… et mon esprit se sent libéré de toute attache terrestre… les réponses sont là au fond de mon cœur et de nombreuses images m'apparaissent…–… je les laisse venir et je les grave dans mon esprit…–…–…–…

Puis d'un signe de la main, mon guide me dit qu'il est temps de revenir dans mon corps allongé là…

…–… tout en douceur je reprends contact avec mon corps en parfaite sécurité… en parfaite harmonie…–… je reviens à moi le cœur rempli de joie…–… rempli de joie…–…–…

Laissez encore quelques minutes la musique, le temps de prendre conscience de l'endroit où vous êtes… soit vous vous endormez paisiblement soit vous *revenez doucement à vous en visualisant votre corps dans sa position actuelle…–… prenez votre temps…–… retrouvez votre corps apaisé et joyeux …– …–… puis des respirations plus toniques… je commence à remuer doucement les doigts de mes pieds puis de mes mains …–… puis je m'étire tranquillement*… totalement détendu(e) et ravi(e) d'avoir vécu ce beau voyage initiatique…

Ce message de pleine détente peut être écouté autant de fois que vous le désirez.

Table des matières

Remerciements

Je remercie du fond du cœur toutes les belles personnes qui m'ont fait confiance et qui m'ont permis d'évoluer durant toutes ces années de pratique. Je remercie toute ma famille dont principalement ma nièce Rebecca qui n'a eu cesse de m'encourager et de m'aider aux corrections ainsi qu'Hélène, ma dévouée et tendre belle-fille.

Je remercie ma collaboratrice Sophie, pour son remarquable travail de relecture sans oublier Gilles, dont le professionnalisme a su contribuer au lancement de cet ouvrage.

Je rends grâce à mes guides, maîtres ascensionnés, anges et archanges pour leur radieuse présence et leur amour inconditionnel. J'ai pu mesurer la chance qu'ils m'ont offerte en me dévoilant leurs enseignements avec une infinie patience.

Merci à la Vie !

Françoise Elliott

Notes pour les lecteurs

…